中医经典古籍集成（影印本）

本草求原（上）

清·赵其光 撰

李剑 张晓红 选编

SPM 南方出版传媒
广东科技出版社
·广州·

图书在版编目（CIP）数据

本草求原：全3册 / （清）赵其光撰．—影印本．—广州：广东科技出版社，2018.4
（中医经典古籍集成）
ISBN 978-7-5359-6897-5

Ⅰ．①本…　Ⅱ．①赵…　Ⅲ．①本草—研究—中国—清代　Ⅳ．①R281.3

中国版本图书馆CIP数据核字（2018）第045857号

本草求原（上）
BENCAO QIUYUAN（SHANG）

责任编辑：吕　健　苏北建
封面设计：林少娟
责任校对：陈素华
责任印制：彭海波
出版发行：广东科技出版社
（广州市环市东路水荫路11号　邮政编码：510075）
http：//www.gdstp.com.cn
E-mail：gdkjyxb@gdstp.com.cn（营销）
E-mail：gdkjzbb@gdstp.com.cn（编务室）
经　　销：广东新华发行集团股份有限公司
印　　刷：广州一龙印刷有限公司
（广州市增城区荔新九路43号1幢自编101房　邮政编码：511340）
规　　格：889mm×1 194mm　1/32　印张13.5　字数270千
版　　次：2018年4月第1版
2018年4月第1次印刷
定　　价：328.00元（上、中、下）

目录

上

中

下

清·赵其光 撰

本草求原

（卷一至卷三）

据广州中医药大学图书馆馆藏清道光二十八年（一八四八年）戊申远安堂刻本影印

劉潛江 徐靈胎
葉天士 陳修園 四家原義

岡州趙寅谷纂輯增補

本草求原

生草食物供備
良方單方數萬

遠安堂家藏板
翻刻必究

本草求原序

不曉症脉。不知病原。知病原。而不知物性。亦不知病之何以治。即知某藥治某病。而不知其所以治。則用古人方。僅守古人之法。仍不知古人製方之意。神農本經一書。從五形五色五臭五氣五味。及生長收藏之時令。推測而得其所以治五臟六腑十二經脉之故。故同治一症。而或從或逆。或反或正。各有其原。漢長沙傷寒。金匱諸方。悉從本經精義而出。故一加減。而治症各異。效如桴鼓。自梁陶宏景作別錄。增本經而倍之。其言氣言味。與本經多有異同。後之集本草者。遂不講本經。徒增藥品。止錄其當然而不推求其所以然。其他貿貿者固無論矣。即李瀕湖之綱目。亦徒多襍淺說。矜其博洽。雖以本經冠衆說之首。而其義蘊。毫無發揮。是等之存羊而已。汪訒菴之備要從綱目出間出已見亦有好處而背經旨者亦復不少惟前明仲醇繆子所著本草經疏頗能開鑿經義而拘泥尚多劉潛江又旁及張潔古李東垣王海藏朱丹溪諸說而滙以己意為藥四百九十種其精深微妙能發前人所未發但詞重意複洋洋乎八萬言世之苟且圖利以求捷徑者莫不厭其繁而置之高閣至我

朝名醫。如徐靈胎葉天士陳修園等皆倣張隱菴之法。句疏字解。而發揮其所以主治之故。其於本經一書。各有探本窮原之妙。修園尤參契於靈素難經。與仲景之書。而詳說之。彼四子者。眞神農之功臣也。但各於本經摘釋。而各有未全。且於諸家治驗。概置不錄。則中人以下。猶恐其重視而畏遠之。乃採襍眾說。從長棄短。而伸以己見。其間有各家未治難明之處。亦引內經及長沙方法。與名醫方論。貫通而曲暢。之。其諸家治驗。有足與經義相發明。或為經旨所未及者。均繫焉。又於本經三百六十五品外。為世俗所常用。與食物生草。便於採取。而確有嘗長殊效者。悉備列焉。以便查閱。計藥九百餘種。良方單方不啻數萬。較綱目似約。而切於時用。大有加焉。至綱目所載。為不常用。與乎不易得者。概刪不錄稿凡幾易。七越冬夏而書始成。使讀者深識。其所以然。因此悟彼而古人立方治病之義。凡所為順逆反激與平升降互用。滑濇互用。寒熱互用。補瀉互用之法。灼然可據。而後雜病雜治方可自製。庶不致專事坦夷。徒守不寒不熱數十種。開口動言穩當。以為逢迎富貴之捷徑。而為淺陋之庸醫也。雖不敢自謂毫無遺義。而較於世之傳書頗爲

明備。號曰本草求原非誇也道其寔也
所以明劉徐葉陳四家之註一皆疏解
本經主治之原。予則求原於四家。爲之
增其類。補其義。以無失古聖前賢先後
同揆之原。非敢耑執一人之說以鳴高
也。故又名之曰增補四家本草原義。古
有云。羣言殽亂。當折衷於聖。此則予之
志也。四家先得我心也。歲在戊申孟秋
陽谷陳兄見此書於外海級蘭之館。喜

其詳明且備謂使人人得而閱之亦足爲日用養生之一助因慨然助貲而付於梨梓但古今土産各殊如牛黄首烏等已非前時所産氣味不同功效亦別欲詳考其實而耳目所及無多猶俟高明正之倘有時下新出之品果見殊能堪採治者亦望識者增予之所不逮焉

道光二十八年歲次戊申季秋岡州寅谷氏趙其光自題於養和堂

凡例

一本草自李時珍泛引唐宋以後之臆說。世人咸奉爲圭臬。論者且謂本經爲張機華陀所附托。然伊聖制方。吻合於前。長沙及近代名醫闡發於後。凡遵本經者。俱登軒岐之奧窔。爲濟世之聖賢。謂爲神農之書可也。謂非神農之書亦可也。吾亦取法乎上而已。

神農本草三百六十五種。上品百二十有五。爲虛人久服補養之常用。中品百有二十。爲通調氣血刼病之暫用。不可久服。下品百有二十。為驅寒逐熱攻堅之急用。中病即止。今不分品第。以類聚之。非變經也。欲人便於查閱。經義明而性品自見也。

一某藥入某經、治某病。皆從形色氣味而出。蓋天有五氣。地生五味、以應人之臟腑。如春氣溫應于肝胆。夏氣熱應于心與小腸命門。秋氣平應于肺胃大腸。冬氣寒應於腎與膀胱。四季之氣冲和應於脾胃。此以氣治也。酸屬木入肝胆。苦屬火入心命小腸、辛屬金入肺胃大腸。鹹屬水入腎膀胱。甘屬土入脾胃此以味治也。紅入心。靑入肝胆。黃入胃脾。黑入腎膀。白入肺。此以色治也。凡禽獸之心入心。肺入肺。及沙苑象腎入腎。牛七象筋入筋。橘柚之皮象毛孔。走毛皮之類。此以形治也。又虎嘯風蟬鳴風。皆去風。此以類相從也。他若犬咬以虎骨。鼠咬以猫糞。雞內金能化谷而治穀哽之類。是以相制而治也。蟬退、蛇退、善退脫而去瞖。穀麥本屬土。發芽則曲直作酸。土得木踈。故消食。此以意治也。唐宋以後。不講本經。指寒爲熱。指苦爲甘。如柚本苦以爲甘爲酸。如芍本苦以爲酸。其所謂入某經。治某病者。遂紛淆而不足爲準。今氣味悉遵本經。其本經所未載者則叅之別錄。著之方書。不敢妄從臆說。

一上古以司歲備物。如厥陰風木司歲。採散風藥。君相二火司歲。採熱藥之類。皆因人之有病悉屬臟腑有偏。必得物之偏氣以治病之偏。其效乃速也。後人不能司歲備物。又以相反之藥制之。失其性矣。是爲識力不及者。防其悞用之過也。然亦有加製以助其力。或加製以爲引經。或加製以殺其毒。

或加製以就臟腑之脆薄者。法亦不可廢也。故理有可取則從之。如粟殼蜜炙則濇減。姜附泡淡則烈除。生姜經煨則辛散輕而温中亦微之類是也。其於理不合者辨之。如歸朮加炒則液亡。熟地燒炭則枯燥無用之類是也。張隱菴概從氣運論治。陳修園則力闢製法。皆偏見也。既不敢是古而非今又何敢人云而亦云。

一古人採藥。多用二八月。以二月萌芽。八月苗未枯而易識耳。其實是用根採於秋冬而後實。人參春夏採則輕浮或採於未花之時而色鮮。紫草是也、用芽葉者、採於芽初葉長。用花者採於花盛。用實者採於成實之時。此其大概也。

一藥先標其形色氣味生禀所以主治之功能於前。令人識其本原。而後以本經主治或別錄主治繼之再又以各本草各方書之症治繼之。其句疏疒解。半宗前賢。今不能一一錄其所本。詳其姓氏。順文氣也。惜字工也。非敢淆亂而畧美也。

一雞踰嶺而黑。鸜鴿踰嶺而白。山川水土之異也。故受濇受補各有隨地之殊酒有飲斗石而不亂有濡脣而顛眩者賦禀厚薄之異也故受攻受補亦各隨人而別丹溪好清景岳重補因其所處不同一生之見功亦異故各舉其所見以爲言若偏執一說則虛虛寔寔皆所不免乃論者且謂古人之禀受皆厚今人之氣質盡薄止守不寒不熱者以求穩當豈古人壽皆百年而今人盡皆夭折耶此亦謬之甚者矣

一藥有相須相使相惡相反之說雖不必泥而亦不

可不知。今節而錄之。

一古方言雲母粗服。則着人肝肺。枇杷狗脊不去毛。則射人肝肺。世俗似此之論甚多。皆謬也。葢人有咽有喉。咽以納飲食則直入胃。乃傳於廣腸。及於大小二腸。不入五臟。喉則上通天氣。下通五臟。以行呼吸。其五臟之氣。正如冶家鼓鑄。凡飲食藥弭入腹。藉真氣所蒸。則細研之石。類皆飛走其精英而達於肌骨。一如天地之氣。貫穿金石土中毫無留碍。其餘草木鳥獸。則氣味亦洞達於五臟。及其氣盡。則渣滓入於大腸。濕潤滲於膀胱。皆敗物不能化。惟當退泄耳。凡所謂某物入肝。某物入腎之類。皆氣味到彼耳。非其質能到彼也。故謂毛能刺咽粗石恐阻膀胱則可。謂其射肝着肺則不可。

一目錄每部留餘地者。正欲俟高明增予之所未及也

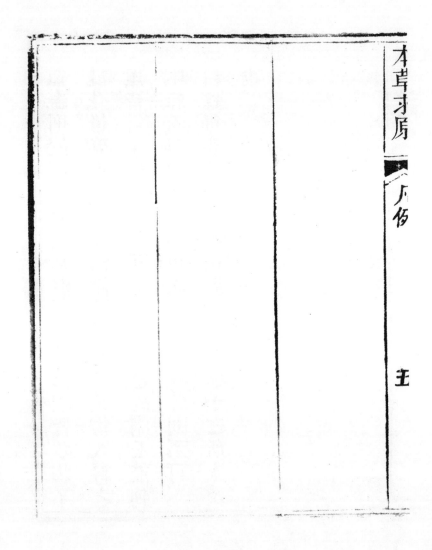

本草求原目錄

岡州趙其光寅谷氏著
男廷椿
侄廷芬校正

卷之一

山草部

黃耆　白朮
蒼朮　甘草
桔梗　薺苨
萎蕤即玉竹　知母
天麻赤箭定風草　狗脊百枝
遠志小草　元参
地榆　丹参
紫参牡蒙童腸　瑣陽
玉蓯蓉　巴戟天不凋草

山慈姑 金燈花 鹿蹄草

白茅根 地筋

細辛

白微 春生草

貫眾 鳳尾草 鴟頭

白頭翁

三七 山漆 金不換

馬鞭草 龍牙草

五指柑 蚊枝葉 布荊子

水仙花

草龍胆

杜衡 杜葵 馬蹄香 又見芳草部

白前 嗽藥 石藍

紫草 根茸

白芨

七葉一枝花 蚤休 三層草 又見毒草

倒吊爐

布渣葉 破布葉

卷之二

芳草部

卷之三

隰草部

胡盧巴

蒼耳子 莖葉 痴頭婆

蘆根

木賊

熟地

麥冬

欵冬花

澤瀉

扁蓄 又見毒草

牛蒡子 根 惡實 鼠粘

豨薟草

麻黄 根 節

生干地黄

紫菀

冬葵子

決明子 狗屎豆 萋蘼

瞿麥 洛陽花 十姊妹

地膚

葶藶 見毒草　海金沙

連翹　百合

白蒺藜 即刺蒺藜　沙苑蒺藜子

燈心草　鶴虱

王不留行 即剪金花，一名禁宮花，一名金盞銀臺　旱蓮草 即金陵草，又名鱧腸

蒲公英 即黃花地丁　落得打根

冬蟲夏草　雪裡青 即過冬青

萬年青　萑梅葉 即爵梅

金星草 即鳳尾草、七星草　老鼠簕 即老鼠怕、猫兒刺

土人參 即金雞爪 粉沙參

假苦瓜 即假蒲達

鹿耳翎

神仙掌 即霸王

老虎耳 即金線吊芙蓉

白勒蓮

犂頭草

路邊茶

磨槃葉

九里明

水楊梅

鴨仔花 即過柏樹

百毒散 即貼地爛茶

鐵樹葉

白顛茄

鹿啼草

磨擋草

蟛蜞菊

大沙葉　田基砂 即田細砂

紫背砂　蜆泡勒 即黑龍骨薳

辣蓼草　假蒟葉 俗名蛤蒟

大風艾 即牛耳艾　老公根 即崩口碗蕨蓬茶

老鴉草　苦地膽 即天芥菜

鬼燈籠 即虎燈籠　白飯葉

塘邊藕　田基黄

豬仔笠 即小葛　紫背菜 即東風菜 應入菜部

佛桑花　金錢艾 即透骨消

鷹不泊
白薯莨
三七葉
怕羞草
龍船花 即映山紅
紫背天葵
白菊花葉
鵝不食 即胡荽
臭草
雞爪蘭
玉繡球
番薯葉

駁骨丹
鹹酸蕹
斑鳩酸 即酸味草
火秋勒苛生
雞冠花
紫背石葵 即去痰草
火秋勒
勞艾草 即水羊耳艾
露兜勒 即龍船勒 俗名朗古
狗牙花
紫花地丁
井邊蓮

還魂草 即打不死又名萬年松　自消容 即十字珍珠草

番檸檬　人字草

錦地羅　燈心草

夾桃草　獨行千里

老虎鬚　苦燈茶

稻草　陳鞋草

燕籠縋　青黛 大青

卷之四

蔓草部

吐絲子　覆盆子

使君子　木鱉子

馬兜鈴　五味子

卷之五

水石草部

卷之六

毒草部

卷之七

香木部

卷之八

喬木部

卷十二

菓部

貧婆　　小芭蕉根

楊桃葉　　黃皮樹皮　葉子　核

栗子　殼肉上皮　　金橘　金柑

楊梅　　落花生　一長生菓

葡萄　　櫻桃　山合桃

柿　　李

李根皮　　榧子

松子仁　　無花菓

西瓜　瓜子仁　　甜瓜蒂　苦丁香

菓之味部

川椒　秦椒　花椒　椒目

吳茰　胡椒

畢澄茄　茗茶

卷十四

穀部

胡麻即脂麻一名巨勝　大麻仁

諸麥論　小麥 浮麥麥　麥麩

大麥 即牟麥　麥牙　蕎麥麪

粳米 米泔　陳倉米　糯米 即稻秫黍

穀芽　杵頭糠

黑豆　黃蠶豆

赤小豆 赤豆芽　綠豆 豆粉 又菜部豆芽

扁豆　粟米 又名小米

薏米 即苡米　罌粟殼 子名御米 阿芙蓉

苡米

淡豆豉　神麴

紅麴　飴糖
醋即酢一名苦酒　酒
糟　赤豆
黧豆皮　豆醬
芝蔴油　鹹豆豉
豆腐腐皮　粉皮粉絲
糯稻根鬚　黃大豆即白豆
穭豆

卷十五

菜部

冬瓜仁皮　　木耳各木耳　石耳

蕓薹油菜　　甜瓜蒂又菓部

蓮藕粉節　　荷葉花

蓮子石蓮　　蓮鬚蓮房

茨菰　　水蕹菜過塘蛇

梅櫻葉　　洋茶花

白菜　　芥菜

莙薘菜　　莧菜

菠菜　　生菜白巨菜

貴蘿白

菱荷 烏菱

竹笋 酸笋

黃瓜 胡瓜

節瓜

水瓜

番瓜 藤蒲在下

白瓜 越衣 醬瓜 稍瓜

苦瓜

蕹菜

藤菜 落葵

芥蘭

菉豆芽

蛾眉豆

荳角 紅豆

刀豆 大弋豆

蕨菜

鹿葱花 萱草根 金針菜

卷十六

鱗部

白鳊魚　泥鰍

黄骨魚黄頰　比目魚龍脷　塌沙

鰷魚　蒲魚少陽魚

塘虱魚暗釘　角魚　鮎魚

土鈴魚　赤魚

赤頼魚　白頰魚

花螻泥魚　七星魚　蘚壳魚

卷十七

介部

白螺螄壳　瓦蠪子魁蛤壳·蚶　血螺

玳瑁　海粉

蟹肉爪壳蟛蜞石蟹　鱟子壳尾胆

石决明九孔螺　海螺

沙螺　蝠

沙白　海参

角带子

卷十八

虫部

蜂蜜　黃白蠟

露蜂房　虫白蠟

五棓子即文蛤　鹽麩子葉

百藥煎　桑螵蛸

白殭蚕　原蠶蛾即晚蠶蛾

原蠶沙即晚蠶屎　蠶繭

蚕蛻皮　黃絲絹

蜻蜓　蝎
斑蝥 紅娘子 亭長 地胆　水蛭 即黃蜞
蝱虫 即牛馬蝇　䗪虫 即土鱉
蟬蜕　蜣螂 即推丸
螻蛄 即土狗　蜈蚣 即天龍
白頸蚯蚓 即地龍　蚯蚓泥
蛙 金線蛙 青蛙 小蛙　蟾蜍 即癩蟇
蟾酥　蝌蚪
蝸牛 即蜒蚰 又鼻涕　果蠃 即釭瓦蜂

卷十九

禽部

山雞（錦雞）　鷓鴣
班鳩　伯勞
啄木鳥　烏鴉
鵲巢　孔雀鳥
鷹屎白　鴟鵂（貓頭鷹）
鶴　鸕鷀屎
鴆　布穀
鸜鵒（八哥 丁哥）　黃鸝（倉庚）
白鸽　鱼狗

騎牛燕

卷二十

獸部

馬　牛

牛皮膠　牛黃

酥酪　羊

豬　狗

驢　阿膠

虎骨膠　犀角

土部

黃土　東壁久土

白善土　赤土

糞坑泥　蚯蚓泥

孩兒茶即烏爹泥　伏龍肝即灶心泥

百草霜　梁上塵即烏龍尾

松烟墨　石鹼即鹽滷

諸土　鍋臍灰

卷二十四

金部

卷二十五

石部

胆凡 即石胆　砒石 即信石

礜石　空青

礞石　花蕊石 即花乳石

麥飯石　溪澗小白石

河白沙　石燕

石蟹　陽起石

白石英　紫石英

珊瑚　瑪瑙

雲母石

卷二十六

鹵石部

硼砂即蓬砂盆砂　硇砂

石硫磺　白礬胆凡入石部

綠凡即皂凡

卷二十七

人部

髮灰血餘　頭垢

爪甲　牙齒

附

舊衣帶

本草求原卷一

山草

人參　禀瑤光星之精華。生山谷高厚之處。得厚土之氣，故一名地精。夜則莖葉發光。日久根成人形。故又名神草。味甘、微苦。得地中冲和之火氣，入心脾胃。生則氣微寒、熟則微溫。故本經言微寒，別錄言微溫。此水火合和之天氣也。如初春時或微寒或微溫。皆春陽生升之氣也。入肝腎。與偏寒偏熱為火水獨至之氣者不同。具水火之氣味。背陽向陰以生。故入臟陰。其陰含有陽則合乎肝腎陽含有陰則合乎心肺得厚土之氣而甘則合乎脾胃故大補脾胃氣以行於三陰三陽能扶元氣於垂絕（元氣根於腎水主於肺金成於心火尤賴中土爲轉運凡補氣之品必先入脾胃脾胃虛宜同苓朮甘有痰加陳皮氣滿加姜香付嘔惡加丁藿香橘半生姜竹瀝之類）爲開胃進食之神品無毒（本經凡上品補藥皆無毒）主補五臟（偏寒偏熱者止補一二臟此則通補五臟）安精神定魂魄（凡五臟所藏如心神腎精肝魂肺魄皆受益而安）止驚悸（真氣充則心不內動）除邪氣（氣充則虛邪自散故參蘇飲敗毒散皆用之）明目（五藏之精皆上奏于目也）開心（心神足則益明）益智（脾氣充則智巧出）久服（甘緩之品皆可久服）輕身延

年。氣充則力健身輕而壽。○已上本經。以下諸本草及方書後皆同。不重贅。治陽欲脫。○名腸胃冷。同姜附北味。房後寒、厥嘔淸脉微。○小腹絞痛。夾陰傷寒。同生附子炮姜。○腎泄。同五味吳萸故紙玉巾。○中寒泄瀉。同桂附甘姜朮。○寒、厥甲靑便淸。同姜附桂。慢驚慢脾。同朮附芍甘苓。房勞過度。○下部虛冷。同附桂冬味。○霍亂胸滿。氣逆腹痛。皆中寒之病。○此皆陰中之陽虛極。合姜附等驅陰以回陽也。○氣不歸元。胸脇逆滿。同沉芍。○喘急欲絕。上氣鳴息。○參末湯服日五六次。○產後瘀血入肺。眩暈發喘。○同蘇木爲末。童便煎下。或加當歸補氣兼化瘀。○身熱喘渴。脉洪而大。○同黃栢。因相火乘脾也。○此肺虛有火。

俱用生参取苦寒降肺使肺統氣以歸於下也腎陰陽俱衰咳嗽不止同生姜陳皮湯化参膏服患痢又犯房事昏迷大汗痰鳴尿失脉大無倫先灸氣海次灌参膏房後困倦陳皮湯調参膏皆用参膏者参久煎則先益陰中之陽以生陽中之陰爲陰虧陽絶之治也心虛客邪作痛同茯神沉香思慮過度心下結硬噫呃多食則吐陳皮加倍研末蜜丸飲下此益心陰以交腎陽因心腎陰陽互宅心中之血即腎水所生腎中之火即心火所歸氣生於水火参得水火合和之氣以善其根陰根陽之用也且困倦咳嗽則

參倍於陳。行結氣。則陳倍於參。其義可思。怔忡自汗。心氣不足。熟猪腰。同歸煎食。腰飲汁。驚悸則心脾俱病。取渣焙乾。淮山糊爲丸。棗湯下。二方加乳香藉猪腰引參入腎。亦心腎互宅之意。加淮山。則兼補中以益肺元矣。產後血虛發熱自汗。同歸等分。爲末。以猪腰糯米葱白煮汁下。以血化於心肺之陰。根於腎中之陽。而寔本於中焦之汁。故補血先補脾腎。加葱白。透陽於陰中。使滯血化而陰爲陽守也。仲景治下利亡陰陽因以脫。大汗而厥。用通脉四逆。亦有葱白。亦是此意。血大吐大崩。皆用參。論詳於下霍亂嘔惡。不瀉氣逆不降。參湯入雞子白。再煎服。或加丁香。反胃食入即吐。雞子白藠白米、煮粥和参湯服。胃寒氣滿少食。同生附子、生姜煎冲雞子白服。橫生倒産。同乳香丹砂研。雞子白姜汁調以歸兩許煎水呑。皆用雞子白之象天以為清降而必主以参之升者。元氣之降先本於升也。久瀉。同吳萸。胎漏。同鹿膠歸地杜續。用参提元以舉氣陷也。寐則神魂飛蕩寤則身外似有身。名离魂同龍齒赤茯、硃砂。此心神虛而肝魂不歸舍也。經曰兩精相搏陰陽相結也。謂之神。又曰根於中者命曰神機。隨神往來者謂之魂。参補中以及四臟則氣血和。營衛通。五臟舍心而神魂内守矣。經曰、陰陽不測之謂神陰陽者神明之府○妊娠吐水同炮姜末生地汁爲丸胎結於下○下不通而上亦不降用參補中以通行上下也○聞雷即昏○氣怯也同冬味歸○凡傷寒時疫危篤脉沉○統用獨參及陽虛人吐瀉大作或久瀉大汗後○或房色過度元氣暴脫○先炒葱白熨臍下次合姜附桂朮木香大劑灌之倘男女交接暴脫昏迷切勿放開須兩陰交合服藥後氣還始放一切虛症五癆七傷肺胃陽虛氣少短促並須用之○蓋五臟爲形之主元氣又爲五臟主五臟虛則神氣去參補元氣以益五臟通行營衛使形歸氣神歸形自不致失神而死經所謂五

臟舍心。先哲所謂保中守神者此也。元氣本於腎。主於肺。經曰臍間動氣者。人之元氣也。呼吸之門必腎間有水降火升之氣。而後上至於肺。以神其呼吸。寔成於心。心之總系。上貫於肺而息由以生。經曰宗氣積於胸中。出於喉嚨。以貫心脉而行呼吸。必心腎水火合和而後元氣乃生。故經曰少火生氣。少火者水內之火。冲和之化也。參微寒苦降。由心肺入腎也。熟則氣溫。肝之升氣也。呼吸之氣本於腎。而氣藏合於肝。而氣乃升於上。成於心。而氣浮合於肺。而氣乃降於下。其鼓水火以煽動眞氣。又藉脾胃谷氣居中轉運。以行於三陰。三陽。中氣虛。不能招腎陽以上升。即不能招肺陰以下降。則升降息而氣立孤危。人參急補中州以神其升降。使天地交而營衛大通。是補後天以回先天。先天升以爲降。升提即補也。凡脉沉微細弱。結代欲絕。爲元氣內陷。皆宜參以提之。若脉浮大無根。大汗肢冷。爲元陽外脫。必加桂、附。挕納。倘徒用參以提之。是速其死耳。徐靈胎曰。元氣下陷。不能與精血相貫。人參提之使起。如火藥藏砲內。不能升發。則以火發之。若砲中已無藥。

雖投火中。不能發也。況補氣藥皆屬陽。惟參則補氣而具陰質。故入臟陰。以提補冲和之元氣。非補火也。人見陽勝之人服參周身俱熱。遂認提陽爲熱耳。

人身上焦屬陽而陽中有陰。陽乃隨陰下降。下焦屬陰而陰中有陽。陰乃隨陽上升。如下焦陽虛而陰不虛。宜參芪佐桂附以補陽。若陰虛而及於陽。則寒之固損陽。甘溫亦損陰。止宜六味等養陰。加溫陰之品以益陽。忌用參芪。如上焦陰虛而陽不盛。則以歸芍補後天元陰。參芪亦可佐入。

若由陽盛以涸陰則宜甘寒抑陽以寓生陰之義芩連之苦尚防化火參芪益恐其亡陰矣　古人失血症多用參何也血以氣爲帥也氣之陽屬衛氣之陰屬營經曰衛氣先行皮膚充脉絡脉絡先盛營氣乃滿經脉乃盛可知血乃氣之充也經又曰五臟之道皆出於經隧以行血氣氣不和則不得至於經以行其血（不入心以主血不入脾以統血不入肝以藏血）由是經隧不守而血乃失善治血者守經隧焉經隧者臟腑之大絡也守經隧者益主氣之肺（肺爲氣主五臟六腑

以（皆以受氣）以通經絡而行血氣。如陽氣虛而血不挕。是血無主乃亂也。所謂陽虛陰必走也。須熟參加溫中之品補土以生金。是純用其味以守之也。凡大吐大崩。以十灰散止之。仍用獨參湯者。守經隧。使不復失也。非僅陽生陰自長之說也。如陰氣虛。不能爲陽之守。則陽上僭。而血亦亂。是陰虛則無氣而血不藏也。又宜生參（或麗參）涼降清肺以補土。是純用其氣以爲守也。如由七情酒色者。合側栢荊穗末、飛麵同調服。或同百合、飛麵、北芪爲丸。茅根湯下。衂血合蓮子心、茜、衂合赤茯、麥冬。陰虛尿血，同鹽炒北芪研，以蜜塗紅皮蘿蔔片炙乾，蘸藥食，鹽湯送下。（并治沙石淋。）又按氣血各有陰陽。陽氣虛者，脉沉遲微弱結代，自汗惡風寒，少氣滑瀉尿頻，參合桂附芪峻補。陰氣虛者，脉浮緩虛大，倦怠發熱，崩淋吐衂，眩暈，參合甘芪术芍冬味元參緩補陽分。血虛肺虛生熱，氣短自汗，脉浮而芤，（陽分病陰分未病。）是名虛熱，（經日陽虛生寒，寒生濕，濕生熱。）宜參合芩歸遠冬補之。倘陰分血虛，陰火上凌肺金，痰結氣壅，脉弦而數。是名虛火。經曰、陰虛生火火生燥。忌用參。止宜知栢龜地元參。俟弦數減。始用參甘建中。至弦長緊寔滑數有力。爲痰火內寔。或寒包熱邪。鬱遏在肺。止應攻散。從無用參。即氣虛外感。亦於疎散劑中。加參生津益中。以拓邪。斷無用熟地首烏等同入感証方中者。參徐靈胎惟裏虛久病。吐利胃弱。虛痛喜按。脉弦而軟。面黃面白面青黧悴。面黑面赤則否。必須用參。東垣謂其瀉火補正。而虛熱自退也。謂其破積消痰。氣運痰積自化也。畏五靈人尿鹹鹵等。然交泰丸

皂莢同用。是相惡相使也。治月閉。四物加參五靈
是相畏相使也。痰在胸膈。合藜蘆是反激之使吐
也。忌鐵。宜㕮咀音釜嚼也。熟用則酒潤透隔水焙
古時多用潞州上黨。今潞安府紫團參及幽冀遼東。今之
盛京高麗所產。其地俱在京師東九度內北極高四十一度以下其功長於益
陰液。若扶元則惟吉林寧古塔長白山所出獨勝。
長白山者更勝。但前明以奉天府東百七十餘里
為中外界。從此過柳條數百里為吉林。又東為寧
古塔及長白山。其地皆在東十二度外。北極高四十二度以上。地以二百五十里當天一度。

其地最東最厚故其參得春升之氣最足最能補中提陽故長白山所出江水號人參水冬天冷飲亦不傷人寧古塔西百餘里覺羅村爲本朝發祥之地其參向未入中國天聰元年高調文等竊參來賣尚治以法（天聰二年是崇正元年）厥後與明使議和願答以參而中國從此始大用焉其參體寔皮黃潤纖長有心俗名金井玉蘭迄今眞參日罕人采其子與根之小者於各地栽種（參春苗夏花秋結子熟如紅豆冬取根則堅寔春夏取則虛軟）大失東升之氣厚土之味止可淸食氣之壯

火而不能提陽每見陽虛之人誤用之其病愈甚陳修園以爲陰柔謂形寒飲冷反傷肺者此也更有以沙參薺苨桔梗根僞造者但沙參薺苨俱體虛無心桔梗體堅有心味大苦參微苦不可不辨

高麗人參

氣亦微寒（得天之秋氣入肺）味甘（似葛得地之土味入脾）無毒主補肺陰以益五臟之津液（五臟以肺爲之長肺陰充則五臟之陰皆旺）安精神定魂魄止驚悸開心益智（皆五臟陰充之效）明目（肺金精明則能鑑物）除邪氣（陰虛則壯火食氣火即邪氣也）生津止渴治肺虛有火咳嗽（合天冬）暑熱傷氣大汗大泄欲

成瘵厥或肺虛作喘。同麥冬、清金滋水。佐五味生精收氣。相火乘脾。煩熱渴喘脉洪大。同黃柏。脾陰虛。同甘、芍、大棗、棗仁、圓肉。血虛腹鼓痛。同芍、甘。妊娠嘔吐。同藿香、瓜、橘、竹茹、枇杷。精神恍惚魂魄不定。驚悸。同神、遠、智仁、棗仁、麥冬。自汗盜汗。同芪、芍、五味。陽氣虛者，以老人參。加白朮。勞傷元氣。熱渴頭疼。入白虎湯。目昏。同歸、地、杞、菊、沙苑、柴、甘。腹痛赤痢。同連、芍、滑石、升麻。久則加烏梅、蓮肉、玉叩。驚癇。同茯、遠、牛黃、犀角、竺黃、藤勾、丹砂、雄黃、眞珠。氣虛久瘧。同生姜皮等分，煎露一宿，五更温服。不寐。衛氣行陽則寤，行陰則寐，陰充而神安則寐。產後不語。同菖蒲、蓮肉。中風不語。同菖、杞、芪、味、牛七、天冬。喘急鳴息。肺無火者，當用老山參。胃虛少食。同姜汁、白蜜熬膏。**產後虛熱自汗。**同歸、研入豬腰、糯米、葱白煮粥。**產後便秘。**同麻仁、枳殼。**肺熱聲啞。**同訶子。**肺虛久欬。**同鹿膠、以薄荷、豆豉湯調呷之。**痰嗽。**同明凡、醋丸含化。或合花粉蜜調。**虛勞發熱。**同銀胡、姜棗。**虛痢。**同鹿角炒研、米湯下。或加建蓮、姜汁炒川連。**筋骨風痛。**酒浸焙、同土茯、山茨菰蜜丸、米湯下。**驚後瞳側。**同阿膠、糯米煎。**酒毒目盲。**酒傷血瘀也。蘇木湯調下、得鼻及兩掌紫黑、則血行、再合四物、加行血行氣之味、數服。**風癇瘓癡。**同蚌粉、辰砂、豬心血為丸、金銀湯下。**消渴。**研、雞子清調。或同花粉、甘草、豬膽汁、冰片、蜜丸、麥冬湯下。或同葛、蜜熬膏。**得升麻瀉心肺胃虛火。得茯苓瀉腎中虛火。**

補氣有兩法。經曰、氣者火之靈。少火生氣、言水下有火則釜煖而氣生也長白參補陰中之陽使陰隨陽升而上焦之陰自裕是釜底添薪氣為水母也經又曰壯火食氣陰虛則無氣言火上無水則滿釜皆烟而氣絶也高麗參補陽中之陰使陽隨陰降而下焦之陽亦裕是釜中添水精足化氣也如火虧之極仍佐桂附氣虛熱甚必佐二冬　高麗卽古之朝鮮其會寧府東七百里外卽寧古塔之黃龍府今則百濟新羅皆屬焉麗參近紫體虛百濟參白堅且圓新羅參亞黃味薄其地較長白山偏西七百餘里得西

金之氣勝且地低於長白五百餘里土氣畧薄故氣較涼而補中之功亦遜陳修園以爲陰柔潔古謂沙參可代者皆以此等參爲言耳不知明朝以前長白參未入中國故仲景一百十三方用參者一十八方皆汗吐下傷陰之後用其甘寒以救陰液而一切回陽方絶不用參恐其陰柔有緩姜附之功也其四逆加參者因利後亡血耳後人治久痢房勞汗脫及血脫脉大無倫用人參膏以橘姜湯下皆陰先虧而陽無依致浮陽欲脫用之益陰

以維陽也。又理中、附子、吳萸、三方用之。亦是辛剛方中取其養陰以配陽耳。經曰形寒飲冷則傷肺。故仲景於肺寒方中不用參。王好古曰肺熱還傷肺。言肺脉堅有寔火也。若右寸虛大雖有火邪正當用之。故瀉火之白虎湯、攻下之黃龍湯皆用之。又元氣素虛瘡不起發。及潰後血多出肉不長參爲要藥。益陰充則血足而氣自行。血脉通而膿亦排也。研末和猪膏酒服。最能聰耳明目充肌益智

考聖武記云自奉天府東百七十五里至柳條

又數百里至吉林。又七日之程至寗古塔。其地極寒。暮春凍解。草木尚未萌芽。國初兆鷟至戍。煎参服之反洩。惟長白山参則不然。長白山陽亘混同江寗古塔而南數千里。後漢人日衆。其氣漸暖。参之寒氣漸減。是吉林前日参且近寒。則古之遼参、其寒可知。而今吉林以外之参日罕。多是各方取苗子而秧者、則地力失而寒更甚。而僞麗参之寒。又不待言矣。若不辨地産。而概以爲提陽。或概以爲陰柔。其失爲均。又五勞七傷。固有衛陽傷、及營宜温者。亦有營陰傷。

而及衛宜滋者。須憑症脉。以別應用何参為是。

参條橫生蘆頭上者，性橫行，耑治肩背指臂之病，補中之力薄。参鬚性下行，利水，治胃虛嘔逆，欬嗽失血。若久痢精滑，去膿血過多，忌之。参蘆性升，主吐虛痰。人虛痰阻隔上，昏仆，發厄，舉身跳動，氣不得降，及經絡痰飲，瀉痢膿，崩帶精滑，亦宜。若氣虛火炎，喘嘔嗽血，最忌。○一人服瘧藥，變為熱病，舌短痰嗽，脉洪數而滑，以此煎湯，和竹瀝服，吐出膠痰，次以参芪歸補之。参葉清肺止煩渴。

沙参　色白多汁，氣微寒，金水之氣。清肺滋腎。味甘淡帶苦，散心脾鬱熱，以和營衛，主血結驚氣，熱鬱傷心營，則肺陰不能入心以生血也。除寒熱，肺陰降則營衛和故也。補中，陰者中之守，脾虧去，則中焦之汁充益肺氣。脾陰充則散精歸肺而皮毛之氣和故除寒熱治胸痹。心腹痛。結熱頭腫痛。皆心熱也肺熱咳嗽。咯血肺痿。同寸冬枇杷欵冬皮肌浮風著痹。肺脾相為升降肺傷熱則脾氣不守胃氣不清經氣不為使也小便赤澀。心熱移於小腸白帶。七情鬱結肺失注節宜此開肺也為末米飲下養肝氣散血分積。常欲眠而多驚煩。皆肝病肺清下行則肝平故凡入肺經氣分而兼益血者皆能理肝卒疝小腹陰中相引欲死。為末酒服長肌肉。脾汁充故治一切惡瘡疥癬身癢排膿消腫。皆宜風散熱之功。肺主氣。補氣藥多燥。滋肺藥多滯。惟沙參九月乃白得金氣之全在土氣成功之後又得土之和氣。爲肺受火刑血阻於肺之良藥。潤而不滯。清氣兼理血。血行風自滅。似人參中黃外白輕鬆者良。水洗去蘆用。惡防風。

防黨參　氣平（得陽明秋天之氣）退肺胃之虛熱。以除煩渴。味甘、和脾胃。補中益氣。（津液復於中州自能上散精歸肺以生氣）黨、即今之潞州。本出人參。今已無。其所出防黨和平養肺。不似沙參之寒。但眞者少。根有獅子盤頭者眞。硬紋者僞。

西洋人參　氣寒、清肺腎。味甘微苦。重（偏於陰。）涼心脾以降火生津液除煩倦消暑解酒。肺氣本於腎。凡益肺氣之藥多帶微寒但此則苦寒唯火盛傷氣咳嗽痰血癆傷失精者宜之。

黃耆　質輕皮厚氣微溫春升之氣達三焦及胆氣上行肺衛而走皮毛中黃外白味甘土味補脾胃氣外通血脉而長肌肉脾主肌肉爲外科要藥主癰疽肌肉病爲癰血脉病爲疽久敗瘡三焦之氣不能溫肌肉以化營血則瘡不合排膿毒血化則膿成止痛血化痛自止大風癩疾脾主濕胆主風三焦主熱風濕鬱於經脉而成熱毒則爲厲風五痔脾津行則大腸濕熱亦化鼠瘻即瘰癧皆三焦與胆風熱上淫於脉也溫

能散**補虛**。益陽化血以調血肉。**小兒百病**。兒乃少陽之稚陽脈未盛肉未完止宜輕浮微補達少陽生氣益後天以培血肉。**益元氣**補衛氣以召元。氣上出而不下陷便益。**治傷寒。尺脈不至**。衛氣生於胃之水谷行於肺之呼吸寔本於腎之元陽衛氣充三焦周流則氣爲水母經脈自旺故曰三焦爲元氣別使**咳血虛喘**有熱者佐生甘。**腎虛耳聾**。皆陽虛陰滯也。提以化之則熱散陰降。**氣虛尿秘尿血**。陽氣下陷於膀胱也。同參研以蜜炙蘿蔔點服有蓄熱者佐冬地升陽以解熱。**腸風下血**。同黃連。**吐血**。同紫背浮萍姜棗鼓血以歸肌湊則血自止。**血崩瀉陰火**。陽陷陰中之火**解肌熱**。衛虛感寒或營虛陰失守致熱鬱皮毛須此走表以微汗之如補中建中當歸補血之類是**濕痢白濁**。同茯苓。**白帶胎動**。同糯米川芎。○皆氣虛不攝也。衛陽虛同桂枝付子、濕毒臁瘡。同蒼栢生地牛七。虛渴。同甘草。脾陰虛入建中湯盜汗同二地連栢苓歸。老人腸秘、同陳皮麻仁白蜜。足甲邊赤腫。同茜根醋浸煎入蜜搽。痘疹。陰瘡不起。

芪之功在舉陷。其止汗發汗。全在佐使。如六黃湯、大寒以清熱。熱清汗自止。芪附湯大熱以回陽。陽回汗自止。玉屏風解肌以驅風。風去汗自止。三方不重芪之能固。却得其引藥達表以奏效耳。昔人病風不語。以玉屏風數斤煎薰而愈。可知其性矣。但其達表。是益下焦之衛元而達之使上。則表氣行而開合有權固與散表不同亦與補火固表者有異凡熱欝營表者用之達表欝則表氣通病自愈不同大汗傷營之比 參芪皆補氣但參補氣調中芪補衛行表如同劑並用須分主輔內傷脉微者參為君表虛浮弱陰疽不起芪為君 同參朮益氣得歸益血同朮防運脾濕同防風防己去風濕同芷芨銀花皂刺甘草排膿 陽虛者宜表寔胸閉火喘陽盛陰虛上熱下寒多怒肝欝瘡痘血分熱者均忌茯苓為使惡龜板蘚皮 皮黃肉

白折之如綿者良。升陽酒炒。斂表醋炒。補中蜜炒。白水炒世以鹽炒治崩帶淋濁。不知此是下病取上法。氣升腎自固。非欲其入腎也。鹽炒謬。

白朮 質多脂液。氣溫。少陽春升之氣味甘微帶苦辛。火土金之味。能和運脾土。升達三焦。外通皮肉。內通經脉。以去濕。主風寒濕痺。濕傷血則風寒並至而筋骨拘攣死肌。脾主肌肉濕侵則麻木而肌死痙。脾主四肢。濕流關節。則筋強勁急。疸。脾色黃濕傷則身目黃。止汗。濕熱交蒸則自汗。除熱。濕困脾陽。則陰滯熱作。消食。濕去脾運則易化。作煎餌。久服。脾喜燥惡濕。然非濕潤。又不能灌溉四旁如地得雨露。始能生物。朮之功在燥。尤妙在多脂。滲而能潤。溫而能和。當以生术去皮煎服。
為丸亦宜。熬膏。而後存其本性。若炒燥則脾約而
不行。輕身延年。不饑。能食之效。生脾津。陽升則陰化而津生。除胃熱
脾為胃行其津液。則熱不留於胃。同氣藥補氣。同血藥補血。逐飲
消痞。同枳寔。化痰。入二陳。止汗。同芪芍。發汗。同辛散。補虛則
汗。止。達陽則汗發也。止虛瀉。同白芍玉叩。滑瀉。同苓淮參糯米。
久瀉。同半夏丁香姜汁糊丸。暑濕瀉。同車前。腸風、痔痛、脫肛、瀉
血。同生地。脾虛脹滿。同陳皮。盜汗、加牡蠣浮麥石斛。肌熱、加芍苓甘。少食、加猪肚谷
芽。氣血虛而肌熱。心下水氣。同澤瀉。下血。同熟地炭姜炭北味。
痿躄。同斛芍栢冬、苡、瓜、味。酒癖飲停。同姜桂。肢腫。同大棗。腸滿嘔

逆癥癖。枳寔丸生用以健胃。除逆滿。枳朮丸熟用以助脾。且荷葉包飯爲丸。能清肝以鼓勉運。衝脈爲病逆氣裏急臍腹痛、冲脈係於肝。臍主於腎。腎肝脾皆起於下。先由眞氣以化谷氣。次從谷氣以充眞氣。脾陽運。陰濕化。則下施而達肝腎之陰。若陰虛陽盛之急痛。又忌朮燥腎矣。利腰臍血以安胎、經隧者氣血從出之道。濕去氣行。經隧无阻。則營通而歸血海。而胎之係於脾者。蒂亦固。佐黃芩以除胃熱。胎自安。加枳殼則瘦胎易產。祛勞倦。脾主四肢。補肝風虛頭眩痛。目淚。脾土能培木。陽虛陰不化則肝陰化風。病於血分爲虛風。宜同活血以化陰。若脾陽盛而肝陽化風。病於氣分。爲風寔。又忌朮。風瘙癮疹。爲末酒下。齒浮長。名齒溢。煎漱咽之。舌本強。身重。濕也。同歸地芍、益脾血。加枳寔、姜炒川連、除脾濕熱。加于姜、逐脾寒濕。同姜酒煎、治産後嘔逆。同苦参、牡蠣猪肚爲丸、治胃濕熱、佐麋銜能統血。糯米泔浸蒸、借谷氣以和脾也。蜜炙、人乳蒸、入肺胃久嗽、藥潤以制燥也。土炒則健脾去濕、枳寔水或香付水蒸則行滯。或薄荷芩桂湯浸蒸、亦同意。姜汁拌蒸、去濕痰。　潛州於术、氣清不滯、多脂養血、入補中及風痺、利水破血藥、宜生煎。去濕痰宜上蒸法、忌炒。若雲术、台术、狗頭术、氣濁多壅、惟瀉痢滑脫、宜土炒用。脾濕腎燥者、煅炭用。

本經止有白术至仲祖始有蒼白之分白术莖綠皮褐肉白老則微紅根小而長下懸一顆形微圓俗名金線弔芙蓉者眞先甘微辛次苦土得火化從其母也故健中而守補脾之功多蒼术莖紫根如老薑皮蒼肉黃老則有硃砂點微甘次苦辛獨勝土順金化從其子也故寬中疏發行胃之功多欲補脾用白术欲運脾用蒼术補運相兼則兼用燥濕同而畧異故止汗惟白术能之蒼术反是

蒼术　温甘苦辛而燥芳香四達升發穀氣疏泄胃

氣以解諸鬱。胃氣不升，則不能召宜脾腎之陰上行於肺，以爲降之本。則濕傳於脾，脾不能行氣於三陰三陽，而飲食痰血反鬱於胃。以此升之，則水谷之悍氣卽爲眞氣之充，而上中下皆通。故腹中窄狹須之。佐香付、一升一降，則鬱散而下氣最速。強脾止水瀉。同芩芍桂，脉弦頭痛，去芍加防風。飧瀉。同川椒、醋糊丸。傷食暑瀉。同神曲米糊丸。脾濕下血。同地榆麥冬四物。腸風加荊防，以皂角汁製。逐飲澼。痰挾瘀血則成澼囊，每五七日飲滿於囊，卽嘔。以麻油製，煮棗肉爲丸，散上部痰濕，并治時行頭風痛，名神朮湯。此轉燥爲清法。治一切痛痺死肌、痙疸。發汗。唯發汗開腠，故治諸症與白朮健運不同。合茋斛地菖甘薢苡芃瓜桑寄蠶沙，治痺關節不利。寒，加桂枝。熱，去蠶沙，加黃栢。加赤豆桑白芍橘，治水腫。日重加參，夜重倍芍地。脾虛有濕、蠱脹。爲末，米飲下。及諸濕腫滿身重。熱合黃栢。下焦加牛七石斛。在中加陳朴甘。在上在表加葱白麻黃反胃。霍亂轉筋。同藿橘參苓豬澤砂仁木瓜。胃寒加生姜。熱加竹茹枇杷蘆根。辟惡氣散風寒濕。為治痿要藥。陽明虛。則宗筋弛縱。帶脈不引。故痿。合黃栢。名二妙。加牛七名三妙。治下部濕熱。加冬斛芎瓜苡味治痿。同苦參牡蠣治胃濕熱痰濕下流、帶濁。精生於谷。脾濕則精不歛。宜合二陳白朮升麻。疳癖、為末入羊肝煮為丸。疳虫、好食生米。蒸餅為丸。眼昏濇。同木賊、研。茶酒任下。青盲。為末。羊肝或猪肝點服。風牙腫痛鹽水浸。煆研擦。腹堅、臍出水、變作虫行、痒甚。同射。水調下。開胃進食。同六君建蓮芍。治疝。同故紙川椒黃栢茴香青鹽。濕瀉。腹中雷奔。同葛苓甘車猪澤防風。出茅山。堅瘦多毛。甘。

香帶糖肉如白歸者良常用米泔浸三日逐日換水曬干用加黑豆汁蒸或桑椹生地首烏煮汁童便酒醋鹽水分製則引合於水添精明目黑髮壯筋骨加蜜人乳拌曬或芝蔴油炒黃蜜拌蒸次以秋後泔水浸透晒露一月是潤之使合於金氣而不燥加石南葉甘歸楮寔汁分製治風濕腫加酒醋鹽水小茴川椒故紙黑牽牛川練黃栢煮汁製則升水降火固眞元止崩帶淋濁疝氣酒蒸安胎得山梔則燥解

白朮健中而燥腎閉氣中虛無濕者同枳實以防閉尚可權用但不宜於七情氣悶胃有實熱耳蒼朮散邪利氣益陰之功更少濕熱者須與苦寒并用陰虛而兼痰濕須知上文製法倘陰虛燥結多汗消渴少血痰火骨蒸最忌

甘草一名國老　氣平秋分之平氣入肺　味甘無毒土中至甘之味　氣降味升崇補肺脾以調和藏腑陰陽之正氣主臟腑寒熱邪氣肺主氣氣為五臟之長脾統血為萬物之母臟腑皆受氣焉二臟調和則陰陽通貫邪氣自退不但甘解寒平清熱也堅筋骨清肺則平肝主之筋生腎主之骨長肌

肉。脾主肌肉，形不足，益之以味。倍氣力，脾肺氣充，則心力亦足。金瘡腫，刀傷肉熱則腫，平以清之。解毒，毒入土即化。凡飲食時預服之，一中諸毒即吐出。以麻油久浸谷大豆汁解百藥毒，并吐初生小兒臟毒。牛馬肉毒同芪防運豆毒於表，同連芍解熱毒滯下。同管仲解蠱毒。久服輕身延年。生用清補脾胃而瀉心火，後天之陽氣出於脾胃，土虛則心火不能生之而反乘之，是陽不生。陰而反以厲脾陰，故腹中急痛。此火不可以苦寒瀉，宜甘以緩正氣，即以養陰血，佐白芍使甲己化土。得川連、木通、生地瀉心火。中虛者甘草為君。炙用温補三焦元氣，除食氣之壯火，補生氣之少火，則元氣自足。去咽痛，甘緩瀉熱。合桔梗則瀉肺熱，合元參、花粉、阿膠則去痰。肺痿嗽膿血，童便調下。若尿數吐涎而不欬，是肺冷，宜合乾姜。初生便閉，同枳殼煎。尿血，煎服。

月兒目閉腫、出血。名慢肝風。猪胆汁炙研末飲下。赤白痢。淡漿水煎。寒者合玉叩霜。舌腫。濃煎含。口瘡。同白凡嚼咽。消諸癰疽。緩正解毒養陰生肌之效。爲末。和麥麪塗并酒下。痘瘡煩渴。同花粉煎。穀道懸癰。赤腫如蓮子。破則難治。惟水炙熬膏酒下。可愈。陰癢及陰頭生瘡。煎洗。凍瘡裂。煎洗次同芩連栢輕粉麻油調敷。心脾血枯、表裏不調。同參地冬阿膠姜棗麻仁桂枝名復脈湯。緩正氣止急痛。熱藥得之緩熱而不上僭。寒藥得之緩寒而不急下。建中湯用之緩脾急。鳳髓丹用之緩腎急。載表藥上行以解肌。和脾以除寒熱。入金石涼藥、則留中瀉熱。如白虎瀉心之類。入潤劑則養陰血。舒陽卽以裕陰。下氣。中氣旺則可升可降。宜合蘇子枇杷用。入寒熱攻補互用之劑則不爭。通經。脈。利血。氣。一切陰痿血瀝虛損而有熱者宜之。土寔中滿、勿用。虛脹仍用。嘔吐濕腫、酒家均忌。大而結者、艮補中、散表。炙用瀉火、解毒。生用、重用、乃收奇效。今人用止數分、可笑。中黑者有毒勿用。反大戟芫花甘遂海藻。然十棗湯與之同用。是欲引入病所、以通泄也。白朮苦參干漆爲使。惡遠志。甘稍生用、治胸中積熱。去莖中痛。止淋濁。加酒煮胡索川楝尤妙。甘頭節生用、行厥陰陽明二經汚濁之血。消腫導毒。宜入吐

劑

桔梗　氣微溫。少陽春氣入膽。先苦後辛。金火之味。入心肺。有小毒。是金得木火以為氣之元。苦泄以降氣於下。仍歸辛溫以達氣於上。為上中下三焦氣滯之良藥。張元素以為舟楫之藥。載藥上浮。大失本經之旨。主上焦胸痛滿。陽氣不降也。同枳殼。

用　肺癰。少陰咽痛。俱同甘草。調寒熱。以通陰氣。肺熱乾咳喘促、痰火鬱遏肺氣也。童便煎服。喉痺毒氣。水煎服。喉咽口舌各病、加甘翹荊防。失音加訶子。聲不出加半夏。上氣加陳皮。涎嗽加知貝。痰渴加五味。酒毒加葛。少氣加參。嘔加姜夏。吐膿血加紫菀。肺痿加阿膠。目赤加梔子大黃。面腫加茯苓。膚痛加北芪。發斑加荊防。疫毒加牛蒡大黃。不得眠加梔子。寒寔結胸。同川貝巴豆。鼻塞。口舌瘡。同甘草。齒痛。同苡米牙根腫。棗肉爲丸。綿包咬之。牙疳臭爛。同茴香燒研敷。表寒頭痛痰壅。肝風睛痛眼黑。同黑丑蜜丸溫水下。中焦脇痛如刀刺。肝胆氣不升也。腸鳴幽幽。肺不能通調水道。則濕熱鬱於腸中。下焦腹滿。足三陰從足走腹。肺不通調。則三陰之氣不治。故同生姜治妊娠中惡心腹痛。驚恐悸氣。胆者担也。敢也。胆氣不升。則果敢之氣失。故氣上而驚。氣下而恐。氣動而悸。又治鼻衄。吐下血。俱同犀角研服。中蠱下血如雞肝。同犀角末酒下。瘀血在腸內。爲末米飲下。氣行則血活也。又排膿。利水。入生脉散補內漏。治客忤死不能言燒研同射香米飲下。皆氣血流通。陰濁自降。

也。同牡蠣遠志治恚怒。同石羔葱白、升氣於至陰之下。同硝黃降泄於至高之分。可升可降。故濕脚氣方多用之。此張隱菴所以據本經力辨元素謂載藥上浮。邪在下者忌用之非也。但苦泄之品。上下虛者。均忌。氣逆非因於鬱風寒而無滯氣者、勿用。米泔浸一宿焙乾用　其蘆生研白湯下。探吐膈上風熱痰。

薺苨似桔梗而味甘一名明黨。寒、滋腎以利肺。甘益脾而解百藥毒五石毒。俱搗汁或煎服蠱毒。研末、飲下。強中莖舉不交精出消渴。渴后即發癰疽，皆忿慾或餌金石致腎熱渴也。同猪腎、石膏、參、茯、知、葛、芩、甘、花粉、磁石、黑豆煎。一方有熟地、骨皮、元參、石斛、鹿茸、沉香，無知、葛、芩、膏、猪腎，用猪肚爲丸，鹽湯下。疔瘡腫毒，搗汁服，渣敷。毒箭傷、蛇虫咬。熱狂溫疾。取汁飲，或末服。和中明目止痛。作羹粥食。辟沙蝨。去面皰瘢痣。同玉桂研，酢漿水日服。按痢疾宜桔梗，以苦能降也。解毒、治乾欬嗽，宜薺苨，以苦不能解毒，甘能潤也。皮白鈿光似沙參者眞。

萎蕤即玉竹　氣平。屬秋質多津、味甘。濕土之味。能淸肺以平肝風。肺陰降則肝陽隨之以下，不致陽擾而成風。而滋中焦之汁，主中風暴熱，不能動搖。脾主四肢，脾虛肝乘則風淫四末。脾熱津傷則不能調營衛以濡肌湊。跌筋結肉。脾血不濡則筋不和柔如跌折肉無膏澤而結濇凝滯。諸不足。言已上諸症皆肺脾陰虛不足之病。時解謂其不寒不燥无往不宜非。久服好顏色去黑鼾。面上黑氣也。輕身不老。津液充足之功。澤肌膚除煩渴。心腹結氣。肺脾分野。枯燥之病。風濕自汗濕毒腰痛虛損頭腰脚疼痛。莖中寒。目赤痛。黑花。背爛淚出。肺為津液之原、脾為胃行其津液。肺脾陰虛。不能行其化。則膀胱為津液之府。自濕熱鬱而成毒。膀胱經起目背。下項挾脊抵腰中。絡腎。其支下膝後。出外踝後至小趾。有濕熱、則隨所結而為寒、為痛。火灼則目痛淚爛。陰虧則黑花。同薄荷生姜少許煎服。又同歸芎川連薰洗。虛勞客熱時疾寒熱狂熱勞瘧寒熱痺肉熱如鼠走。皆肺脾陰、虛營衛失其生化也。老人便秘。合北芪。尿淋數。同芭蕉根煎，調滑石末。乳石發熱，同炙甘生犀。漏氣走哺。脾胃熱嘔也。麥冬湯、人參湯用之。陰虛臂痛。同豹漆葉即五加皮葉也。此乃陰虛風濕之緩劑，使陰氣行而風濕自除，是治其本也。性雖潤而不犯脾胃，無奪食瀉泄之虞。但力薄，大症難以倚仗。內寒更忌。時珍用代參芪，謬甚。高世栻云：玉竹根色如玉，莖節如竹，葉容似對生而寔不對，其對生葉者即是黃精。今浙人採年淺根細長者爲玉竹，年久根大而圓者爲黃精，其寔止是一種，予求眞黃精種數

十年不能得。取根以竹刀刮去皮節生用或酒浸蒸焙則散風熱蜜拌蒸補肥白者良畏鹹鹵

知母　寒冬氣入腎滋水苦辛火金之味清心肺瀉火使金水相滋而水知有母故名主治消渴熱中火爍津而水不能制也。除邪氣去皮毛燥火之邪氣以其皮外多毛也。肢體浮腫下水腎燥則開合不利肺熱則不能調水以歸膀胱故水蓄而為浮腫經曰熱勝則浮火勝則腫補不足補腎水之不足益氣除食氣之壯火則水化即氣化經曰陰虛則无氣言精不化氣也治久瘧煩熱尸勞骨熱脇下邪氣久嗽同杏仁姜水炒煎服。次以萊菔杏仁川貝糊丸姜湯下。停飲加巴豆同炒胎動子煩焙研蜜丸米飲參湯

任下。產後蓐勞。驚悸。熱厥。頭痛。下痢。喉中腥臭。腰痛
嗽。血。喘淋。口病。尿血。呃逆。盜汗。遺精。痺痿。癔瘲。風
汗。內疸。皆是陰虛不能化陽而濕熱爲病也
此清腎氣分。黃柏清腎血分。故相須爲用。同冬貝
橘鱉膝青蒿石膏治久瘧煩渴。同柏車通甘天冬
治強陽不痿　入建中湯。治脾虛胃熱。多食而煩
同地芍膝甘桂枝桑枝治手足牽引　同芍甘
桂枝花粉治柔痙驚呼不安。　連根葉。取汁飲及
煎洗。解溪毒工。　醋磨擦紫雲風。　燒研。摻嵌甲
腫
痛　但苦能化燥瀉脾。寒能傷胃。若眞陰虧而非濕
熱傷氣。相火有餘者。用之反有泄瀉減食之虞
肥白者良。酒炒上行。鹽炒下行。去毛。忌鐵器

天麻即赤箭之根。一名定風草。氣平。味甘辛。無毒。氣味皆金而歸於土。有風不動。無風自搖。妙動靜之機。故能制風以平木。根形如魁芋。有二十四子周環於外。以倣二十四氣。得土味以居五運之中。又莖直如箭。有羽有弧矢示威之象。主殺鬼精物。蠱毒惡氣。久服益氣力。長陰肥健。甘辛升陽則氣生。平以降陰則血生。通血脉。利關竅。治諸風濕痺。拘攣癱瘓。肝爲風臟。即血臟。肝血虛。則陽太升。而爲風。陰亦下鬱而爲濕。痰厥頭眩痛。冷痺風癇驚氣。肝陽虛。則清不升。濁亦不降。致濕鬱而爲寒風內振。利腰膝。強筋骨。通女子經脉。

同朮陳苓車治飲在心下　同朮夏芩前陳治痰厥頭痛　同半夏細辛熨腰脚痛　同星陳苓前胡白前消一切風痰　同川芎爲丸茶酒嚼下則補肝虛治風熱頭痛語言不遂煩眩欲倒膚癢面目虛浮諸風麻痺小兒癎驚

羅天益謂天麻治內虛之風虛風有二一是肝陽虛鬱而爲風一是脾虛肝乘而爲風益肝木挾元氣上升由陰達陽不升則鬱而病太升亦乘脾而病天麻一莖直生有自內達外之功能暢肝氣以

上升。子熟則透空入莖。落地復生。有歸根復命之理。又能降肝氣而不致太升。且辛能潤血平益肺調水以行濕。故無論肝陽虛陰虛。皆得佐之以調其升。降。爲補益上藥。本經列爲上品。是宣通升降而風自。靜。非燥散也。今人止用之治風。故時珍惜之。

獨活亦有風不動無風自搖。但不能透空復生。升而不降。故無補益。天麻惟還苗歸根。根之功卽同於苗莖。本經止言采根用。後人分赤箭用苗。天麻用根。故沈括非之。

又御風草功畧似天麻。

但隨風動搖子不還筒性溫有小毒無補益今人以姜汁製用皆此僞充耳故吳世鎧謂其燥治虛風宜主以養陰寇氏謂攻補殊劑須分佐使者是也眞天麻根如芋大者八兩或五六兩皮黃肉堅白明如羊角蒸過如乾醬瓜若形尖空薄如元參者不堪用以濕紙包煨熟酒浸蒸焙用

狗脊（一名百枝　一名强膂　一名扶筋）根堅似骨葉有赤脉味苦就下溫腎燥濕甘益血氣溫達肝無毒能達肝腎氣血去凝滯之寒濕以通血脉而利筋骨主腰背强

腰爲腎腑所行。人之大關節。也。氣虛有濕。則屈伸不得。机關緩急。兩腋兩肘兩髀兩膕皆机關之室。氣血所遊行。邪氣惡血留滯。則氣血不濡布。而弛緩拘急。周痺寒濕。氣血不濡布。則或寒或濕。閉而不周於身。膝痛。兩膕尤腎所主。故再言之。頗利老人。精血衰。則機關多不利。毒風脚軟。濕鬱久而木不達。則成風毒。風邪淋露失溺不節。溫肝達陽。陰滯自化。少氣目暗。濕鬱而肥汁腎水不上奉。固精同神遠歸蜜丸。酒下。以溫心腎。止白帶。冲任虛寒。同白蘞鹿茸。以艾醋煮糯米糊丸。酒下。諸風、假同蘇木萆薢生川烏。醋和丸。酒鹽湯任下。

佐補陽藥、治寒濕。佐活血去風濕藥、治風濕。佐補心腎藥、治脚氣。藉之引入筋骨。不得耑恃此爲攻補。同二陳、芎、杜、升麻，治腎氣衰，寒濕攣痛。得牛七、木瓜、五加葉、菊花、杜仲、吐絲、沙苑，利關節，壯腰腎。腎虛有熱，尿赤短，口干苦，皆忌。萆薢為使。有二種。一種根黑，如狗脊骨。一種有黃毛，如狗形。春秋采根，去毛，酒浸蒸用。

遠志 苗名小草 根荄骨硬。入腎 氣溫。入厥陰心包。壯氣。 味苦。降心火。 辛。散心鬱。 無毒。是以辛溫達腎陽，使水隨火上奉。入心，以為血。卽以苦瀉心熱，使心火隨血下歸於腎。為交通心腎之品。主欬逆 火鬱刑金則欬逆 傷中 火鬱土中。則傷中補不足。補陰中之陽不足。除邪氣。心腎交通鬱熱之邪自除。利九竅。溫通疏達則水上濡陽竅火下行二便陰竅。益智慧。心脾通利則智巧出耳目聰明。心君通靈五官之神亦全不忘。經曰營衛留於下久之不以時上故善忘精上奉則不忘強志。志者心之所之靜中初動之機藏於腎用於心精感离陽以上達則動而不詘倍力。心主力暢則力伸。久服輕身不老。水火交氣血通和也。治心昏塞。或悸。同滋腎藥鎮心定驚。同參地棗神丹砂。神不守舍失志陽痿。同參冬歸味苓神甘沉棗仁栢仁智仁。喉痺痛瘡。末吹出涎胸痺心痛。同桂附姜細辛川椒蜜丸食後米飲下。陰虛盜汗。入當歸六黃湯腎氣不足。方中加地遠丹皮。遺精腎積奔豚膚熱面目黃助筋骨壯

陽皆通陽除鬱之功益心血同補血藥米泔浸洗為末
酒調澄清飲以滓敷之治一切癰疽發背吹乳癰
毒不論陰陽皆效蓋蘊熱除則毒血行火不傷中
則肌肉長　抱樸子云陵子仲服遠志二十年有
子三十七人開書所視記而不忘此輕身不老之
徵也凡本經言久服者皆作服食之品故經方治
急病之劑並無此味此心腎氣分之藥心有寔火
應用連地者忌之　始出太山今河洛陝西皆有
四月采根去骨取皮甘草水浸晒因苦下行以甘

緩之使上發也。陳久勿用。恐油氣戟喉也。

元参　味苦。向陽火而下降。兼鹹。潤下軟堅。氣微寒。色黑。微有腥氣。是禀少陰寒水之精。兼春陽之和。爲腎氣方萌之兆。能啟腎中氤氳之氣。與生地補腎精不同。上通於心肺。故腥。爲少陰樞機之品。使天水一氣。上下環轉。而陰中浮游之火自降。前哲謂其管領諸氣。清肅上下。而分清濁是也。故無毒。主治腹中寒熱積聚。上下一氣則熱不積於上。寒不聚於下。女子產乳餘疾。產後脱血陰衰而火無制。用寒凉則傷中。用峻補則拒隔。惟此清而微補。滋中焦之汁。爲產後要藥。補腎氣。令人明目。

黑水神光屬腎、補腎目自明。按陰中之氣受傷、致無根之火。或炎或結。惟此補陰氣者。乃能清熱而散結氣。故熱結之氣。不限上下。不分虛寔。隨其主輔。皆可用。所以三焦積熱。同黃連大黃。胃熱發斑。同升麻大黃犀角。傷寒汗下後餘熱不散、心下懊煩不眠。同知冬竹葉。上焦熱痰作渴。同蔞貝枳桔芩連升麻甘。口舌腫痛。同方上。心脾壅熱舌瘡、木舌舌腫、或連頰項腫痛。同赤芍升犀桔芩甘貫眾。喉咽不利。會厭後腫。舌赤。午後語言微濇。同升連芩翹殭甘防蒡。此治其寔者也。虛勞六極。有元參湯。三焦虛熱。痰涎怔忡驚悸咽乾。天王補心丹加之。中氣虛熱口舌如無皮狀。清熱補血湯。舌瘡目澀痛體倦食少。清熱補血湯。此治其虛者也。益氣并於邪而寔。惟啟陰氣能散之。氣并於邪而虛。惟補陰氣能助之。故除邪中皆佐此以益陰於氣。分時珍謂眞陰失守。孤陽無根。用之壯水以制火。是等於地黃之補陰精。陰氣無形。陰精有質。其何以散熱之結聚。而合於本經補腎氣之說乎。古方風劑中。及目疾虛寔症。多用之。可以思矣　益水以滋肝。則熱去而風不旋。　虛寒人忌　酒蒸晒用忌

銅鐵

以陰陽淺言。則氣陽血陰。深言之。則陽有陽氣。陰亦有陰氣。陰氣無形。是臟氣方萌之機。隨陽氣循行於內外。不同五臟欲藏之精血。獨行於經脉中也。陰氣可謂之陰。亦可謂之陽。凡多汗多下。皆能傷其陰氣。

丹參色赤。稟君火之氣。下交中土。元參色黑。稟寒水之氣。上交於肺。

咽痛喉痺。同牛蒡半生半炒末服。瘰癧。擣敷。又同翹貝薄甘花粉枯草牡礪煎服。鼠瘻。浸酒日飲。赤脉貫瞳。研以米泔煮猪肝日點食。鼻生瘡。研塗。胃熱發斑。同升犀大黃。小腸疝氣。炒為丸酒下。是上中下血中之熱結皆治也。別錄又言鹹能軟堅。故治血滯癥瘕。頸核腫毒癭瘤。性寒滑脾弱忌用　滋陰酒蒸用忌銅鐵反藜蘆。

地榆　微寒。滋腎水以制火。味苦帶酸澀。瀉心肝火以滲濕。色赭入血。故治下焦血中濕熱。主乳產病痙。去血多肝風內生宜清肝養血　七傷帶下五漏。或吐血。勞飢飲食憂悲房室傷其營衛經絡內有乾血皮膚甲錯則帶下五色或吐血醋煎熱服止痛止汗。血滯則痛。血虛則汗出也。除惡肉。治金瘡。皆和血之功　血痢。同銀花、芍、甘、枳、連、烏梅。心熱加犀角。久痢一味研末，摻羊血上炙熟食。葱頭湯下。腸風痛癢。同蒼术煎。陰結下血。同炙草、砂仁。赤血痢。熬膏服。小兒疳痢。方同上。血久崩經不止。皆血熱而虛者。氣虛下陷忌之。蛇虎犬傷。煎飲并敷。面瘡赤腫。煎洗。湯火傷。燒灰。油調塗，借火氣消引散血中火毒也。酒止渴，明目，汁釀酒治風痺。但新熱痢防其濇。寒痢又忌其寒。切之如綿者真。止血用上截，酒洗炒用。其梢尚行血，不可混施。

丹参

氣微寒。初冬之氣。瀉小腸濕熱。色赤味苦，降心火下交。以活血生血。主心腹邪氣，寒熱積聚，煩滿。濕熱客于小腸不能傳心夾于下則瘀滯爲病。腸鳴幽幽如走水。小腸通達脾土溫和則水亦走。破癥瘕。火中有水則血生火下合于水則血化益血得溫和之氣以運行脉中自然瘀化新生通流無滯。益氣。經隧者氣血從出之道熱清血行氣亦不病。養神定志。血活之功。安生胎。落死胎。止崩帶。不問胎前產後經水多少。皆治。爲調經脉之神品。並治濕熱疝痛自汗欲死。俱爲末酒服。骨節疼痛。四肢不遂。脊強。腎虛有濕也合草薢杜續瓜膝豨簽。乳癰。同白芷白芍醋淹合猪膏膏煎塗。熱油火灼。研以羊脂調塗。脚耎。爲末水九又同茋地栢牛七則健步。雖不破泄而長于行血。妊辰無故勿服。大便不寔者忌。又排膿。止痛生肌亦活血通脉之功耳。同鼠屎炒研漿水下治小兒風熱拘急汗出同當歸牛七細辛下死胎同麥味沙參花粉青蒿甘草治煩滿浸酒飲治風痺脚要。元参滋水以上交之功多丹参瀉火以下交之功多

紫参 即牡蒙童腸 苦辛微寒得五月陽氣開花耑入心肺腸胃血分除熱散結氣逐瘀血治心腹積聚寒熱邪氣通九竅利大小腸止下利肺痛及腹痛一切血病金瘡癰腫積塊用之可無過寒血濇之患但少眞者

瑣陽 甘溫無毒補陰氣益精血養筋潤燥 虛人燥結煮粥

食甘温故止瀉潤燥故又滑腸治腰膝痿弱固精總皆滋補精氣補益相火功與玉蓯蓉相近（解見下）酒浸去皮及心中白膜酒蒸焙用胃氣虛人服之恐其嘔瀉強陽易洩者忌之

肉蓯蓉 得天陽之温氣（入肝）地陰之甘味（入脾）已從陽歸陰製後酸鹹色黑又合木水土之化耑温潤肝脾腎以益精血補陰即以益陽（温達故也）温而不燥（與紙補陽化陰者不同）主補中（精血生於肝。腎。寔由中土水谷之氣以行其生化。鹹降温升。使水火陰陽會歸中。土。則火化神而精血自充。）五勞（勞傷五臟之眞氣。經日勞者温之。）七

傷七情傷眞陰宜溫潤元陰除莖中寒熱痛。精虛則或寒或熱。結於精道而痛。補
精以會陰陽則虛火除。而着者去養五臟益陰則藏陰之臟得養。強陰。溫肝血則
宗筋自振種子同参茸杜狗莖鹿膠故紙則精足陽興。自然多子。婦人癥瘕鹹軟
堅滑去着。溫達血結之功。久服輕身。治遺精白濁。同淮苓鹿茸。崩帶。同北
絕陽絕陰。勞傷精敗面黑煮爛焙研以羊肉煮粥食腎氣衰。同北
芪水泛成痰。同北味。虛人汗多便秘。同沉香麻仁。寒痢單服。
熱痢同芍曲苓麯。皆滑以去着也。消中易肌同萸肉五味。加淮杞芪歸。治腎燥洩
瀉壯陽。此生精。同吐絲益腎氣。除膀胱邪氣。冷氣腰痛。同牛七浸
酒益腎。長肌肉。強筋。壯腰膝。益髓中土生。化陰精自上。還於腦。中。至陰

之。驟用恐防心。滑大便。劉潛江曰。蓯蓉乃隴西馬精入土而生。形扁色黄。得金土之氣。耑使金歸水火之氣于中土。以行其化于上下。故益髓治健忘。是本金氣以益腎肝之精血。與泛泛入腎益精者不同。得地杜歸麥冬鹿膠。治婦人不孕。令人以鹽製金蓮根及草蓯蓉僞充。功用稍劣。酒浸去浮甲。劈破去內筋膜。酒蒸半日。或酥炙焙乾用。忌鉄。

巴戟天即不凋草　辛温上達。即由辛歸於甘潤以達元氣之用於下。經冬不凋。故達陽更能生陰。與入陰補陽者不同。不使肺氣歸血海。以化精為腎胃屬金衝脈血分之良藥。凡元陽衰。陰精亦虧。不受剛燥者。宜之。主大風邪氣。風氣通。肝。血少陽陷。則旋而為風。辛溫達肝陽於陰中。上媾于肺以生血。而殺風遂變為和風。非辛散及制肝之比。陰痿。肝陽達。宗筋自起。是治陽虛之痿。羊藿則治陰虛之痿。同五味菟蓉栢仁鹿茸故紙。陰虛白濁。上方去茸菟加冬地車前牛七黃栢。強筋骨。肝腎益。則所主之筋骨自強。安五臟補中。胃為五臟之原。溫陰助胃。則穀食增而臟自安。化痰消水腫。增志益氣。肝主敢決。肺主氣。腎藏志。肺連于水以生血養肝故也。治夢遺。同鹿角栢仁天冬遠志黃栢盆子蓮鬚。元氣上達則攝。頭面風。同菊菖山萸首烏刺蒺天冬。酒入脚氣。同糯米炒去米合大黃炒蜜丸是達肝腎氣使大黃得以除濕熱也下氣小腹及陰中相引痛。同橘核荔核黃栢牛七草薢川楝川瓜嗽喘漫血腰痛痺痿眩暈泄瀉食少目疾耳聾尿不禁皆上達下歸元氣周流之效。此乃元氣之主劑立其主可隨寒熱而佐之以達下焦之主氣故磁石丸益腎陰蓯蓉丸益腎陽俱用

相火盛大便燥忌之　去心酒浸焙覆盆爲使

惡丹參。

仙茅　辛熱有毒補三焦命火益肺氣以壯陽道健

筋骨。長精神。明耳目。黑鬚。強記。命門之系通於心相火足君火自振同杞子二地車前苓茴栢仁酒糊丸統治之。精冷無子。老人失溺、心腹冷氣少食。腰脚冷。攣痹難行。煖筋骨。益皮膚。榮衛亦溫。一切風虛。陽微之風。功齊附子。但雄附起貞下之元。此深淫業之毒。惟偏於陰寒者可用。若陰虛及陰陽兩虛。補陽尤主補陰者。咸忌。中其毒者。舌脹出口急以小刀破之。合則再破。以血出為度。服硝黃以渣敷之。出庾嶺川蜀者。良。竹刀去皮、切。糯米泔浸去赤汁。以出毒。用。　忌牛乳牛肉鐵器。

淫羊藿一名仙靈脾。氣寒而香。味辛帶甘。金土合德。能暢胃氣上致於肺。復使肺氣歸胃。以噓枯竭而潤益腎精。凡因陰氣虛而絕陽不興。經曰。陰虛則無氣。又火灼中筋則軟也。絕陰不產。陰傷則不孕。腰膝攣軟。入補中益氣湯以暢陽。蓋人生之後。眞陽托於後天。後天衰而元陽不升。用此引之入腎而暢之耳。世以為溫補命門。大失本經之旨。三焦欬嗽。同五味盆子。牙疼。為末泡湯漱。莖中痛。尿不利。火鬱于中。宜辛散之。寒降之。肺肅則水行。浸酒飲。大能興陽。去腰膝冷。病後青盲。同淡豆豉煎服。痘疹入目皆治。同靈仙研米湯下。益氣力。辛益肺氣寒潤腎氣則壯火不至食氣。強志。腎足則志剛大。堅筋骨。消瘰癧。赤癟下部。

瘡洗出虫。偏風不遂。水涸火動生風浸酒日飲北地有羊食此一日百合故名。去枝取葉羊脂拌炒。山藥爲使。得酒良。

黃精 頭、甘補脾陰以生精。平、助肺氣以行濕。故寬中益氣。充肌肉。調五臟。潤心肺。壯筋骨。除風濕。補髓。兼下三虫。濕熱則虫生。陽衰者忌。莖紫花黃葉對生似玉竹者眞。今眞者甚少。辨見玉竹內。葉尖有毛勾子者名鈎吻。能殺人。九蒸九晒用。其葉消黃氣。煲魚肉食

黃連 氣寒、屬水、勝火。味苦、屬火、燥濕。兼辛散鬱。惟川連兼辛。別

産則否。色黃入脾使水交於火得土以和之故除水
火相亂之濕熱內鬱。七情氣鬱則火不合于水而化熱六淫外鬱則肺陰不入
心而化熱熱鬱久則清中之濁不降而化濕脾主
脉注心中為胃行濕熱黃連瀉心寔瀉脾胃。
熱氣。生煎瀉心火猪胆汁炒瀉肝胆寔火醋炒治
肝胆虛火酒炒瀉上焦火姜汁炒瀉中焦火
塩炒或朴硝炒瀉下焦火氣分鬱結肝火吳萸湯
炒血分塊中伏火干漆水炒食積火黃土炒諸法
不獨為之引導乃辛熱制寒鹹寒制燥也。目赤痛心熱舍肝木不升水于上也研雞子清調
搽并搽足心或入生竹筒內封浸井中一夜服并
加冰片點或乳浸點或同歸菊白凡銅綠蒸洗風
熱加荆芥芎蟬弦爛眥傷淚出。心系合于內眥心系急則熱淚傷爛同槐花輕粉乳
蒸栻之熨之。目昏及瞖障青盲。同羊肝酒丸漿水下。腸澼腹痛下

痢。婦人陰中腫痛。心火相火交熾也苦寒能就下。久服令人不忘。苦寒、藥不可久服惟此陰中有陽。瀉君火而養神、可久服、而列于上品。治上焦痰火。姜汁炒。中焦鬱熱煩燥欲吐。心下痞滿及腸中積滯。同木香枳殼。肝火或吞吐酸水。同吳萸痧疹已透煩燥不止。同西河柳、入三黃石膏湯痧疹後泄瀉同甘葛升芍火症盜汗。同芪地芩栢歸棗仁圓肉。伏暑發熱湯嘔。酒糊丸。陽狂。同寒、水石研甘草湯下。骨熱黃瘦。童便煎服三消骨蒸。冬、瓜汁七次浸晒爲丸大麥湯下。五疳。入猪肚蒸爲丸、或以酒蜜土姜四炒。同使君芍木香。消渴、尿多如油。生姜入猪肚蒸同冬、味花粉生地爲丸。牛乳下。思想成白淫。同茯苓。酒糊丸故紙湯下。酒痔下血水蒸搽又酒姜炒糊丸。秘結加枳殼。吐血。豉湯調下。口舌瘡。酒煎含或同干姜掺。口疳。同蘆荟研蜜下。走馬疳同蟾灰青代射香。小兒食土。煎汁拌黃土晒乾與食。預防胎毒。初生煎灌。并浴則少瘡斑丹毒。腹中兒哭。煎濃母常呷之。因驚胎動出血。末酒下。子煩渴不卧。酒蒸研。米飲下。癰疽腫毒。已潰未潰皆可。同檳榔研。雞子清調搽。中巴豆毒、利不止。同乾姜研。水下。邪結胸痞。同乾姜。最治酒病。同葛味麥冬。口糜。同五味甘草含。口瘡同細辛。一切疳熱。同五谷虫蘆薈青代白槿花白芙蓉花。下血腹痛。同乳没枳槐花。五痢。吳萸炒同木香大黃蜜丸。胸中嘈雜作痛。同术陳神曲。肝熱作痛。同吳萸神曲。除水。調胃厚腸。川連之功。別産不能。益胆。止驚悸。

長肉。解時熱。殺虫。心積伏梁。伏梁在左。吳萸製在右。益智製。去心竅惡血。交心腎。(同玉桂)。敷痔(同赤小豆)。諸痛瘡疥皆屬心火。鎮肝涼血。(肝為血臟涼血即鎮)脇及小腹邊痛。清心熱不使舍於肝。

按心主血。又主火。氣者火之靈也。黃連入中土氣分。又清心調血。故氣熱血熱皆可用。同赤茯燈心靈脂。入小柴胡。則清心去瘀。治熱入血室。症似少陽。

按黃連為治痢要藥。因痢皆由心肺濕熱下行腸胃而爲澼也。下血曰澼從七情則由心入胃。黃連本心火之母。以就燥。能清心散濕而厚腸胃。芩栢亦苦燥而非心藥又不能散鬱腸胃皆燥金。同氣相求。固爲主治。卽外邪傷經絡。濕熱不外達。由肺而入腸胃。亦必肺陰不得。入心生血。以還爲心病。故仍以黃連爲對症。其必佐以木香者。黃連寒苦主降。木香辛苦熱主升。又除肺中滯氣。以寒治熱。更調升降而除滯。故爲妙劑。至製炒則各視其受病何如。如心病生用。若姜汁炒。或生姜同煮。是達肺胃氣分之氣也。吳萸水煮。或同炒。因心熱舍肝。肝不能達。寒水以上升。而脾益病。故助苦燥以行肝經血分之熱也。暑傷胞絡則酒炒。久冷及臟毒下血。用煨蒜搗丸。是辛通以散血滯也。雞子白為丸。則益大腸庚金。土炒醋調倉米為丸。則益脾胃。冷熱痢則合姜附。或合訶子玉蔻。久痢則加龍骨。酒煮則去下重。同參蓮治虛痢。口噤加石蓮。渴加烏梅阿膠。腸風槐花拌炒。正不但以寒治熱已也。　又赤白痢及腸風。黃連吳萸等分。泡過同炒。揀出各以米糊為丸。赤痢甘草湯下黃連丸。白痢、姜湯下吳萸丸。赤白痢米湯下二丸。各十五粒。方甚簡妙。　解烏頭附子巴豆輕粉毒。忌猪肉。惡菊花元參蘚皮。畏欵冬、牛七。大瀉寔火。虛火妄投。反傷中氣。陰火愈熾。是熱又從火化也。故陰虛潮熱。脾虛泄瀉。五更腎瀉。婦人産後虛熱。滯下者，和人参蓮子用。痘疹氣虛作瀉。及行漿後泄瀉。均忌　川産者細小中空。色如赤金。狀類鷹爪連珠者良。雲南水連次之。

黃芩　芩者黔也。一名妒婦。一名空腸。外皮黃。清肌肉。

而內空黑青。入膀胱膽。氣平入肺胃大腸。味苦。入心。無毒。主治諸熱。心爲熱主。肺爲脈宗。苦平清心肺。則諸經之寔熱皆除。黃疸。諸經之熱歸於胃。則濕鬱乘脾。而土色現。腸澼泄痢、濕熱歸大腸也。逐水。肺氣清肅則氣化下、及膀胱而水自行。下血閉。心主血。肺陰降而入心則氣行血化。瘀自下。惡瘡疽蝕火瘍。瘡疽腐潰不收。火傷成瘡。皆熱留于心。主之痛痒。肺主之皮毛也。三焦寔火。三焦者。肺氣之所終始。肺清則三焦亦清。內空者爲片芩。枯芩性升上行。涼心肺。清肌表風熱。內鬱之濕膚熱。如火吐痰煩渴。晝甚、屬氣分者。青黃木土合德。使胆至于胃以上行于肺。肺氣通調則水精四布。消胸膈熱痰。化穀。清胃。濕熱降痰食自化。利胸中氣。熱傷氣清熱卽保氣。天行熱疾。目赤腫痛。火嗽肺痿。喉腥煩燥。渴飲。皆氣分熱。酒炒一味頓服。或佐桑白。寒熱往來。柴胡宣通少陽之樞。黃芩開瀉膽胃之濕鬱。合以上達。故相佐爲用。上部積血。濕熱頭痛。內寔爲條芩。子芩性降。瀉大小腸火。小腹絞痛。血閉淋露下血。熱毒骨蒸。關節煩悶。五淋皆小腸膀胱熱也。此補膀胱寒水。故治。又安胎。血熱則動。諸失血。血熱則妄行。一味子芩極妙。產後養陰退陽。治丁瘡乳癰排膿。小兒驚啼。同參研。水飲下。肝熱生翳。同淡豉研。猪肝點食。忌酒麪。太陽少陽頭痛。酒炒研。茶酒任下。風熱有痰。眉眶痛。同白芷、天麻。茶下。上下諸失血。末服，或煎服。經水不斷。米醋浸炙七次。醋糊丸。酒下。妊婦胎熱。同歸芎芍朮。加神曲糊丸。米飲下。產後血渴。同寸冬煎。灸瘡血出。酒炒研。酒下。火丹。末、水或雞子清調塗。騾馬負重傷。主生肌。敷之。

按枯芩皮厚象肌肉。中空象腸胃。黃又金土之色。條芩內青象肝膽。為諸經熱濕要藥。此以形治也。酒炒則上行。童便浸則下行。豬膽汁炒。瀉肝膽火、肝滯。吳萸水炒。平常生用。或水炒。同連芍甘、治腹痛下痢。加半夏止吐瀉。同川芎、平心熱。止血。同芍甘連升滑石。治滯下腹痛。同連朴止腹痛。同桑白、瀉肺火同連芩升防車前甘草治濕熱泄瀉腹痛但苦寒損胃凡氣虛血虛陰虛並忌　畏丹皮丹砂　黃芩治熱濕傷肺氣黃連治濕熱傷心血至黃芩治血積血閉失血者亦由肺熱除則肺陰入心生血入胃而泌津液以變血入二腸以化血亦是氣化行而血乃暢耳小柴胡用之則亦欲其由胆至胃以上達於肺也

胡黃連　色青黃氣寒味苦無毒清肝胆心腎腸胃之濕熱邪熱骨髓陰分伏熱使肝達寒水上至于

胃。以效用於肺。故明目。治骨蒸勞熱。五心煩熱。手足心、心窩熱。爲末。米飲下。三消。心熱上消。胃熱中消。腎熱下消。五痔。濕熱下流。傷血迫于肛門。溫瘧。同柴胡。血痢。同烏梅灶土。冷熱瀉痢。久痢成疳。同川連硃砂研。入猪胆內蒸。加射香蘆薈飯爲丸。米飲下。疳瀉。同炮姜爲末。甘草湯下。疳熱腹脹。同五靈猪胆汁和丸。米飲下。疳眼。同雞肝。小兒潮熱。同柴胡蜜丸。酒化加水下。自汗盜汗。方同上。黃疸。同川連爲末。入黃瓜內。麵包煨。爲丸。溫水下。吐衄血。同生地猪胆汁丸。茅根湯下。小兒目赤。爲末。茶調塗手足心。厚腸胃。與黃芩大黃傷胃異。治癰疽。已潰未潰。同煆山甲爲末。茶或雞子清調搽。黴瘡。同歸甘猪脏。酒水煎。楊梅瘡毒。同猪胰。傷寒勞復發熱。二便如血。同梔仁蜜炙焦。猪膽汁丸，生姜、烏梅、童便，食後溫下。消菓積，同乾姜。解烟毒，合茶服。搽痔腫痛，鷺膽汁開搽。出波斯國，心青黑，外黃，折之出塵如烟者眞。畏惡同川連，功亦相近。忌猪肉，犯之令人漏精。

秦艽　紋左旋而微辛。入肺。主升。氣平，屬金，入大腸與胃。味苦，入心。又主降。別錄曰微溫，苦辛溫，又入肝，主升，能先升以爲降，故凡陽氣不達于上而病濕，與陰氣不達于下而病風者，咸主之。先賢謂其入胃大腸，以其治濕也；又謂其入肝膽者，以其治風也。無毒。治寒熱邪氣，肺主之皮毛感寒邪，則辛溫能散；感熱邪，

則苦平、能瀉。○寒濕風痺。三氣合襍，則氣血不行，結滯于經絡而爲痺。苦辛散結。肢
節痛。身痛攣急不遂、皆陽明有濕也。日晡潮熱。陽明客熱也。下
○水通淋利小便。辛平以通降肺氣，則水道通調。○治酒黃疸酒毒。亦陽
明濕熱耳。同乾葛茵陳五味川連扁豆木通。五種黃疸目赤多痰惡心。
一味浸酒，取汁服。小便閉者，以牛乳煎服，并治傷寒煩渴。一方加芒硝，因大便亦閉也。舒筋
活絡、安胎、同甘草阿膠艾葉爲末，或加鹿膠爲末，以糯米湯煎服。發背初起
疑似者，以牛乳煎服，得快利即愈。瘡口不合。爲末糝之。前賢以爲風
藥中潤劑、散藥中補劑。無論風虛風寔肺虛虛勞
肺寔熱勞。一挾客邪。症見寒熱。或浮腫。皆可投。主

劑血虛補血氣虛補氣而佐此行氣活血絡以袪風逐濕倘氣血虛痛與下體虛寒痠痛枯瘦非關客邪而小便清利者咸忌之今人不辨左文右文一遇痛症即用之誤矣 按秦艽紋右旋者發脚氣不堪用左旋者治風濕爲良蓋天體左旋人之臟腑竅絡皆通天氣陽左升陰乃右降人身直者爲經橫者爲絡絡之下注者爲孫外邪由孫入絡而後陷於經若客邪外傷則肝不左升肺亦不右降是以經絡不通而壅閉散解之症作也本經主治是舉外

壅內閉而概言之耳。諸家用治小便難。或轉胞腹滿急。一味煎服。或加冬葵以酒煎口噤。目暗。耳鳴。牙痛。卽風濕內閉九竅也。用治癮疸。黃疸。急勞煩熱。酸痛。同柴胡甘草末。滾水下。小兒骨蒸潮熱。上方去柴加薄荷卽風濕外壅肌肉也。用治拘攣不遂。卽衛氣散解也。土木水火交相爲用。風熱病於肝。必刑胃土。濕熱病於胃。必及乎肝。其治腸風下血者。肝風淫於腸胃則血溢也。其治痛痺者。濕鬱而心血內結則肝筋無所榮也。惟此風濕合治。故主之。至盜汗肢痛面黃肌瘦

與鱉甲乾漆同用。虛勞盜汗。與青蒿鱉甲香付川芎台烏同用。則皆虛中有寔。營衛不調。用之以通經活絡耳。　拭去毛洗土用惡牛乳

柴胡（即茈胡）十一月根生蒻。二月生苗。香氣直達雲霄。鶴翔其上。（香入脾胃中土）七月開黃花。八月采根。淡赤

氣平（中正之平氣。）味苦（屬火。）故入胆經中正之官。相火之府。升達木火之清氣。以疎瀉中土之滯氣。凡傷風寒。不從表解。致太陽之氣逆於中土。不能樞轉外出。用此透陽以宣陰。則陽暢而陰自和。主心腹腸

胃中結氣。心爲陽中之太陽，腹爲陰中之太陰，腸胃居心腹之中。其宜化皆取決于胆木能疏土。也。术氣達則結氣自散。飲食積聚。飲食入胃，藉木火之氣散精歸脾，以上于肺，胆氣達則腸胃之物乃化。寒熱邪氣。出地之陽謂之少陽，邪入少陽胆經，不能從陰出陽，則併陰而寒，併於陽而熱。推陳致新。此總上三者言之，結聚除，舊物化，則氣血生新。久服輕身。陽氣通而土氣和，則康健。明目。陰氣出陽以上奉故也。益精。陰從陽以上出，即從陽化以下降。治陽氣下陷。邪氣逆于中土而不出，則陽氣久鬱而內陷。故補中益氣用之以佐參芪。頭眩。頭偏痛。口苦。耳聾。心下痞。胸脇痛。氣衝。嘔吐。心煩。脇痛。皆少陽胆病之見症，宜小柴胡加青皮、川芎、白芷。又左脇痛宜活血行氣，右脇痛宜消食行痰。諸瘧寒熱。瘧多伏于半表半裏少陽之界即純熱爲温瘧癉瘧。純寒爲牡瘧。宜偏清偏補。亦必返于少陽之界。使陰陽和而後愈。故脉雖屢變而終不離弦。總宜小柴爲主。看其所兼何經而佐引藥。○又時氣客于腸胃之間膜原之下。古方達原飲用常山滌膈膜之痰。檳榔達盲原之氣。草菓厚朴除腸胃之濁。芩知清腸胃之熱。菖蒲透膜。青皮達下。甘草和中。亦必加柴胡。同常山引邪氣胃氣從陰出陽以上行。**熱入血室。**衝爲血海即血室也。男女皆有之。柴胡在經主氣以達陽。在藏主血以達陰。故主半表半裏。○同芎芍地歸尾澤蘭母草青蒿。**痰熱結寔。**同巴豆三稜消堅積。同黃連去心下痰結煩熱。疏達之功也。**傷寒時疾伏暑餘熱不解。**同甘草。**胎前產後諸熱。**小柴合四君或四物。**小兒痘疹五疳羸熱骨熱煩渴盜汗。**合人參以行經。則治虛勞熱在皮膚。佐黃芩以暢血脉。則治熱在臟腑。同丹砂猪胆桃仁烏梅以治熱在骨髓濕熱黃疸。同甘草白茅根煎作茶。目昏暗，同草決研以乳調敷。積熱下痢。同黃芩。升陽散火，同升葛。瘡疽血凝氣聚。推陳之功。經脈不調。小柴合四物，加秦艽丹皮。有血積，加三稜莪朮。所治皆中土結聚之病，故徐靈胎以為腸胃藥。其治少陽病者，少陽位居太陽陽明之間，而傷寒傳經則過陽明而後入少陽。邪至此有表又有裏，表裏不分，陰包乎陽，表散與攻下俱不可施，惟用此輕清疎達之品，透土以出，則少陽之邪仍歸陽明以化，一如初春之時，少陽出于土中而生氣自裕也。蓋臟主藏腑主瀉。胆腑獨主藏精而不瀉。爲出土之陽。爲三陽之樞。從陰出陽。三陽症皆可佐之以樞轉。引陰氣以出陽。使陰包陽邪鬱於土中者。一轉而解。是透陽於陰中。其用在不瀉。故能益精。治痰熱血結氣聚。皆內熱除而外熱自解也。故盧氏謂其自內而外。自上而下。劉潛江謂不得認爲表散者此也。考蘇頌陳承則謂一根兩用。近蘆頭有鬚者上行。根下截如鼠尾者中行。然則去頭不淸。亦未免表散矣。若竟以爲表藥。則少陽有禁汗之例。及內傷勞倦陽陷陰中者。何以并用之。同芎甘枳名四逆散治胸脇痛肢冷北產如前胡細軟皮赤者良。南產者強硬不堪用。苗黑肥短者、主達外邪。內傷升清。用根酒炒。有咳汗者。用梢。蜜水炒。佐黃芩。行手足少陽。佐黃連。行手足厥陰。元氣虛而氣逆。與陰虛火浮者。俱忌之。前胡半夏爲使。惡皁角。火炒則力緩。

銀柴胡　產銀州。今之延安府。色白質稍寔。軟不輕浮。氣寒。味甘。無毒。清肺胃脾腎熱。兼能涼血。治五臟虛損。肌膚勞熱。勞者牢也宜與青蒿同用骨節煩痛。濕痺拘攣。皆熱在臟中血分也。宜此凉血以清熱。故龍腦雞蘇丸用之熬膏以治上下諸血。按談藪云。人有病勞瘧熱時如火。年餘骨立。服小柴三劑而安。孫琳曰。熱有在皮毛臟腑骨髓之分。都非柴胡不解。銀胡則一服見效。北胡力減故須三服。可知本經柴胡條下言明目益精。與諸家治痘疹疳熱骨熱勞熱。方俱見上條。皆用銀胡。若陰虛裏熱。非關外邪。而誤用北胡以升陽。則發熱咳嗽愈無已矣。本經但言銀州者勝。而未分言。故別之。

前胡　氣微寒而平。味先甘後大苦。無毒。權曰辛。清肺

胃熱以平。風治心火刑肺。肺氣不降。陽邪結於心
腹大腸。氣平入大腸。膽經膽寄相火。苦能入之。陰液不化而生痰。
是長於下。氣爲化。痰。熱。之要藥。與柴胡純陽上升
者不同。故治痰滿。氣下則火降。痰亦降。胸脇下痞。心腹結氣。
氣結則生痰而作痞。風頭痛。傷寒寒熱。時氣內外熱。風爲陽邪。風淫則氣結化熱。苦寒清熱。辛平散結。同歸甘芩。治傷寒寒熱。同柴葛芩姜活花粉或單煮。治時疫寒熱。
風熱痰喘。反胃嘔逆。皆邪熱氣寔之病。風熱目痛。同甘菊丹皮。
破癥。開胃。下食。主霍亂轉筋。骨節煩悶。安胎。除痹。
積氣。皆指氣結病言。小兒夜啼。一味蜜丸。滚水下。明目。清火氣通則陰上奉。

益精氣寒助陰　功在去邪散結。凡陰虛火動。氣虛逆满。非因外感寔熱而寒熱有痰者禁用。入滚痰九用代黃芩治寔痰更勝。白而味苦者真。酸者野蒿根也。令人反胃。去黑皮并芦尾用。竹瀝浸晒更妙。

防風　氣溫春氣入肝膽。味甘辛金土之味。入肺脾胃。兼入手足太陽。無毒

能崇土瀉木。以達肺中之風火濕結。肝風乘脾胃。則風陽傷陰而肺陽上鬱。結成火濕。治大風。人居風輪之中。以行呼吸。和風生人。疾風殺人。肝胃虛而春氣不行。則風失和。宜巴戟之溫潤以和之。肝風寔而乘土。則宜此崇土以防風。頭

眩痛肝經與督脈會于巔頂風入肝而火結陽位則眩痛惡風風傷皮毛之故風邪。一切風化溫之表邪。目盲無所見。風害肝竅風行周身經絡。肝脾司經絡。骨節疼痛。身盡痛。肝受風不能引陽上升以化陰則陽滯而痛濕留關節亦痛腰脊痛項強。此太陽受風不能上合於肺之症。頭目滯氣風鬱則陽結于上瘡在胸膈以上。散上焦陽結。上部見血。血主于肝。肝不能引陽以化陰則風淫反以蝕陰經曰、肺傷者脾氣不守胃氣不清真藏壞決經脈傍絕五臟漏泄不衄則嘔可知陽結于上。即病于血也。風入胞門血崩。一味糊丸酒下。惟血清稀脈浮弦宜之。若脈數色赤而濃。又宜一味子芩。癱瘓拘攣。冷瀝傷風自汗。同北芪麪炒為末。猪皮湯下。盜汗同芎參為末飲下。破傷風同荊芥白芷生地地榆北茋牙。關緊急者。同南星爲末。童便煎服。偏正頭風。同白芷蜜丸茶下。久服輕身。土強而風濕去。則輕捷。爲補脾胃之引藥。風木之氣本于元氣。常藉土氣居中轉運。防風祟土瀉木。使木不侮土。則木氣與元氣胃氣合和爲一。解烏頭芫花野菌諸熱藥毒。一味擂冷水灌。已死心頭尚煖可救。得葱白行周身。得歸芎陽起石禹餘粮去子臟風。得殺虫活血藥。治癘風。忌純用風藥。其根寔表。同茋芍浮麥治表虛自汗。同參茋朮附。治陽虛自汗盜汗。

再按防風質黃而香。味又甘。當稟土精以和木氣。易理兩土同崩則爲剝。土木無忤則爲復。故大病必顧脾胃。病轉必和肝脾。土氣厚。風自和。故曰防風為去風之潤劑。日華子謂其補中益氣。有裨勞傷。誠以土氣行。則關脉通也。姜活亦黃香而甘。故本經同列于上品。皆一身風痛之君藥。東垣乃以為風藥卑卒。隨所引而至痛處。誤矣。然性升散。結凡肺虛、脾虛、陰虛、血虛、陽虛而不因于風寒寒濕者。均忌之。　姜活治濕勝化風。散陰結也。防風治風勝化濕。散陽結也。　黃潤者良。叉頭者令人煩喘。叉尾者發人痼疾。上部用身、下部用梢。惡乾姜

殺附子毒

獨活 出中國。一莖直達。有風不動。無風自搖。又名獨搖草。生則黃白。乾則褐黑。形寔節疎。氣平、益肺制肝。以禦皮毛之風寒。香甘補土。燥濕以禦肌肉之風寒。味苦、又下達腎陽。上行益火寧心。以去少陰之伏風。兼禦榮衛之風寒。故主風寒所擊。不搖風而治風。與浮萍不沉水而治水。制所勝也。金瘡。止痛。和榮衛。長肌肉。完皮毛。行氣血之功。奔豚。寒水上奔犯心。火土能禦之。癇痓。風木害土。則液聚成痰。痰併于心則爲癇。流于關節則項背強直。手足反張而痓。惟金以平風。土以制痰濕。女子疝瘕。經行之後。血假

風寒濕而成。平風勝濕血脉自行。久服輕身耐老。濕散則身輕。陽達血和則耐老

通達週身諸風冷濕。宜合細辛。治厥陰頭痛目眩傷風頭痛

眩暈百節風痛兩足濕痺腰痛。皆腎經伏風而濕鬱深入筋骨也。此

能入陰升陽除濕。亦宜與細辛同用。中風不語。酒煎淬入炒黑豆中飲。産後風

虛。同白蘚皮酒水任煎歷節風痛。同羌活酒煎。奔喘逆氣風牙腫

痛。皆腎風也。宜合地黃用。皮膚苦癢手足攣痛所治皆風寒

濕相搏而血不行之病。若氣血虛身痛陰虛足軟。

忌之。獨活沉而升入腎、羌活浮而升入膀胱、如

太陽少陰合病頭痛骨痛。又見腰痛。二者合用極

驗否則一表一裏不得混施　香而紫黒者眞形緊寔故氣沉

羗活　産西羌川蜀香而色紫體輕虛軟潤宻節氣温達肝味苦通小腸火腑辛散太陽膀胱治厥陰太陽風濕相摶頭痛肢節痛太陽氣達主骨節之腎血亦行合松節用一身盡痛不可屈伸苦燥濕辛散風風濕去則陰血暢而筋骨自濡督脉爲病脊強而厥非此不除太陽會諸陽于督之大椎夾督而行太陽治則督亦治通經絡陰暢血裕則氣自化而肝主之經絡自通獨活不通經絡非肝藥也治風秘風淫血燥則大便秘目赤肝風血燥則目病傷寒太陽頭痛同麻黄甘

草　瘟疫太陽頭痛。同前胡芩甘寸冬。瘧疾太陽頭痛。瘧藥加之。兼陽明頭痛口渴。葛根湯加之甚再加石羔知母竹葉。風熱牙痛、同地芎甘丹皮石羔。產後中風、或腹痛。或產腸脫出。一味酒煎。風水浮腫。妊婦浮腫、同萊菔子炒只取姜活為末。酒下。喉閉口噤、同牛蒡煎。入白凡少許。睛忽垂至鼻痛不可忍。或兼便血。一名肝脹一味煎服。陰厥頭目赤痛。同川芎。賊風失音、多癢。手足不遂。口面喎斜、血癩、所治皆寒水內鬱。致濕傷血脉而化為風之病。是暢陰、即以達陽、寒濕者宜之。防風治風病成濕、是瀉陽寔所蓄之陰。風重者宜之。子

嘗治勞力感寒。於補中益氣湯加之。治胃雨傷風傷寒於風寒劑中加之取效更速若氣虛血虛諸痛無濕者均忌

升麻　氣平。入肺微寒。入太陽膀胱味甘苦。入心脾胃無毒。紋如車輻有升轉循環之用防風秦艽防已木通澤瀉台烏皆然能升太陽水中之清陽從中土以上達于肺太陽本寒而標陽其氣行于皮毛而上于胃脾爲胃行其津液又常藉下元之氣以散精歸肺故脾與肝同會于關元。使天氣與水氣相通而轉運主解百毒太陽當空光明清湛之效又甘能解毒也殺百精老物殃鬼光明通達幽暗自清辟瘟疫瘴氣

邪氣。太陽之氣達于表，則天地鬱塞之氣自散。蠱毒入口皆吐出。初中，升麻吐之；久中，乙金下之；二味合服則不吐，即下舉脾胃之元以上升，則陰毒無所容。中惡腹痛。甘和開發胃氣也。時氣毒癘，頭痛寒熱。清升表，寒熱達也。風腫。之苦寒清之，升散之。風熱瘡癰毒。卒腫。磨醋塗。喉痛口舌瘡。同黃連，清散上鬱之火。久服不夭。升陽于陰中，則陰精上奉。經曰，陰精所奉其人壽。輕身。清氣上騰。延年。陰陽環轉也。引甘溫藥上行，補衛寔表，以舉元氣下陷。柴胡升少陽清氣，此升陽明，故補中益氣并用之。陰虛陽陷帶下。同四物、柴胡、二朮、知柏、夏、姜、茯苓。帶脉縱急。同葱白、白芷。便秘，肺痿，吐膿，下痢後重。同連、芍、蓮、甘、紅曲、滑石，治滯下。醋炒，同參、蓮，治噤口痢，清氣升濁陰自下也。久泄。清氣在下則生飱泄。脫肛。崩中。瘡腫黑陷。升陽之力目赤。斑疹。同芎甘葛去胃熱陽明熱鬱。同乾葛。牙痛。同石羔或加地丹皮冬知栢麯元參濕盛脾痺。散火鬱。痘瘡。初起宜之見點少用。泄瀉則忌陽明風邪。同葱白。及風熱頭痛同知冬竹葉石羔尿血。同冬地牛七蒲黃。熱痲瘙痒。一味煎飲。并洗。又治喉痺。明目大便難。四肢大熱同芩犀硝黃梔豉窰九又辟瘴。

再按升麻舉陰中之陽上升以扶陽禦陰。其性屬陽。故淋帶瀉痢脫肛用之。因氣陷也。噤口痢用之。引參蓮助胃也。凡下元虛弱。陰虛火動。致氣逆。欬嗽。失血。多痰。均忌。景岳補陰益氣煎用之以治陰虛外感。此症宜桂枝湯啜粥以補陰。舉元煎用之以治亡陽害人無算。惟陰虛痎瘧。陰虛便結。補陰益氣、同歸地淮参甘陳柴胡。尚爲合劑。一味煎多飲、可解各藥毒。質輕色黑堅寔者。良發散。生用補中。酒炒止咳。汗蜜炒治滯下、用綠色的醋炒。

苦参 花黃白。土金之化。葉似槐。故本經名水槐。別錄名地槐。氣寒。水之精味苦無毒。火之味。能以寒水之精。常滋腎陰。上平君相之火。以洩氣血之熱。兼燥脾胃之濕。若燥濕、以除風毒。濕熱久鬱灼血成毒。則陽擾而風亦熾。治心腹結氣癥瘕積聚黃疸。皆濕熱內鬱。溺有餘瀝。水精布則行也。逐水。苦下泄也。殺虫。風濕所生。除癰腫。熱清則榮血活。補中。濕熱去則陰能守中。明目。水精上交于君火。止淚。相火清肝胆之熱淚自止。癘風疥癩癮疹瘙痒風毒壞爛。同皂角丸。溫湯下。同荊芥丸。茶下。又一味煎水洗。濕爛者一味爲末摻之。同芎歸秦艽胆草地冬、芷荊菊白蒺首烏胡麻牛七膝葉稀薟治大麻風。疳蚘。胃熱也。同牡蠣白术青代。穀疸。失飢大食胃菀濕熱。同牛胆汁丸麥湯下。熱病狂邪及小腹熱痛色青黑或紫。爲末。薄荷湯下。時疾結胸。醋煮飲妙。毒熱足痛。酒煮漬之。夢遺。同牡蠣白术末。猪肚煮爛爲丸米湯下。中惡心痛。醋煮飲取吐。飲食中毒。方同上。熱痢腸風下血。血痢。炒焦研米飲下。脫肛。同五倍陳壁煎洗木賊末敷之。齒縫出血。同枯凡末揩之。鼻瘡膿臭。虫也同枯凡生虵汁滴。肺熱遍身生瘡。爲末米糊九飲下。上下痔漏。水煎洗醋煎服。瘰癧結核。牛七汁九滾水下。赤白帶。同牡蠣末猪肚九酒下。湯火灼傷、爲末油調搽。養肝胆平胃進食、非濕熱傷者勿用醒酒止渴。去腸澼。溺赤惡虫。脛酸。糯米泔浸去腥。蒸用。治皮肌煩燥、酒煮。解時毒、醋煮。治腸風痔虫。炒至烟起。苦寒之性。少用則去濕熱以助陰明目固齒。多用誤用則傷腎。每致腰重脚弱。

白蘚根皮　臭羶。入肝。故又名羊鮮。色白。入二腸肺。氣寒。味鹹。入腎清熱。苦入心燥濕。無毒。苦寒合鹹入血。大能入血分。清肺肝脾胃二腸濕熱所化之風。治頭風。金制風。黃疸。清熱燥濕之功。欬逆。白益肺。淋瀝。金水氣通則水道調。女子陰中腫痛。濕痺死肌。不可屈伸行步。皆濕熱在肌骨也。通關節。利九竅血脈。肺清則治節行而關竅通。肝和則脈濡。產後中風。虛人心臟中風。恍惚錯亂。木火血滯而生風。故牛黃散用之。或一味新汲水煎服。一切熱毒風。風瘡疥癬赤爛。眉髮脫落。肌急。皆血滯病。鼠瘻已破。出膿血。煮汁服。小兒驚癇。時疾頭痛眼疼。此乃諸黃風痺要藥。得蒼栢苡斛牛七。治一切下部濕熱頑痺。世人但以此方加防已銀花。治下部濕瘡。淺矣。

延胡索。色黃、入脾胃。氣温、行肝之逸氣。味辛、達肺之鬱。氣血藉氣行。血能濡。氣能噓。氣行血自暢。肺鬱則經氣不爲使。肝鬱則所司之經絡皆滯。而五臟之氣。亦不能出于經隧以行血。故主破血。獨用爲末酒下。其功更耑雜。以他藥。則力反緩。凡一身上下血中氣滯、氣中血滯而致痛者皆宜。治胃脘痛。食滯氣留而血病。月經不調。腹中結塊。產後血滯諸病。跌墜傷痛。爲末豆淋酒下。或醋炒用。

歸橘酒糊丸醋艾湯下。或同歸桂鼻衄。為末綿包塞耳。左衄塞右，右衄塞左。尿血淋露。同芒硝末水煎服。崩中。皆肝調達血自歸經也。暴血沖上。血為邪鬱也。因損下血。氣弛衝薄則血流，酒煮服，鼓氣以止之。血暈同歸地牛七母草童便之類。經阻腹痛。上方加芎歸乳香香付。蓄血。再加芒硝。氣塊痛及膜外氣疼。為末，豬胰蘸服。疝氣危急。鹽炒，同生全蝎去毒研，鹽酒下。血寒腰痛、體痛、肢節拘痛。同桂歸酒下。偏正頭痛。同青代牙皂溫水下，隨左右口咬銅錢一個，當有涎出。下痢腹痛濕熱傷氣而血凝也。為末，米飲下。熱厥心痛或作或止，身熱足冷。同川楝酒水任下。小便不通、同上方、白湯滴油數點下。欬嗽。同枯凡末，軟餳和含之。落胎。黃小而堅者良。酒炒上行活血。鹽炒下行。調血。醋炒治中。止血。生用破血。氣血虛有瘀滯者。補氣血中少用。無瘀勿用。

川貝母　氣平微寒。味甘淡無毒。得土金之精。開肺胃大腸之鬱熱內結。主傷寒煩熱。寒閉成熱。心下寔滿。胸腹逆氣。皆膻中病見于肺部。甘寒解煩熱。同知母前胡甘冬葛用。淋瀝邪氣。肺清則氣化及於膀胱。疝瘕。肝經濕熱干于包絡。金清則木平。喉痺。喉為肺竅。大腸脉又上循喉咽。同元參以通肺清心。乳難。陽明熱結不通。則肺津亦涸。同知母通草珊瑚樹猪蹄煎。金瘡風痓。肺之皮毛。與陽明之經脉受傷。則津液不行。宗筋不利。熱結生風而成痓。憂鬱不伸。姜汁炒。姜汁糊丸。詩曰。言采其蝱。寓解鬱結之義。化痰降氣。同厚朴丸并消食除脹。半夏燥濕滯之痰。此清熱潤燥以去熱鬱之痰。**孕婦小兒欬嗽**。同麵炒黃沙糖丸。**吐血衄血**。炒研漿水下。肺清則陰降入心生血。**妊娠尿難**。苦參歸蜜丸亦肺氣通調之功。**小兒驚口**。滿口白爛鬱熱在上也。爲末密水煎抹之。**難產**。爲末酒下。**痰瘧**。同陳皮前胡知母麥冬竹瀝或同生南星炒黃研姜汁下。**痰鬱**。同乙金蘇子香付陳皮。**火鬱**。同芩連。**氣鬱身痛**。同川芎。**肺痿肺癰**。**去膚瞖胬肉**。同白丁香乳汁點。

川產味甘尖小底闊而白開瓣者良。西產味淡者次之。各土微苦又次之。尖上色黃身不開瓣者名金利子。殊無效。獨顆無瓣者名丹龍睛。誤服令人

筋不收持。去心。糯米拌炒。或姜汁泡炒。同桔梗治肺癰。同百部百合苡仁麥冬、蘇子乙金童便竹瀝治肺熱吐膿血。寒痰濕痰忌之

淅貝母　氣平味苦辛。內開鬱結。外達皮膚。功常解毒。兼散痰滯。治疝瘕。喉痺。乳難。金瘡。風痙。方解俱見上吹乳作痛。研吹鼻。乳癰。初起研酒服或同白芷蒺藜服令人吮之項下核及瘤癭。同連翹。一切結核瘰癧乳岩。俱同乙金橘葉翹蒡花粉枯草山豆根山茨元參。妊娠尿難。同苦參歸便癰。同白芷煎酒服。渣貼紫白癜斑。同南星。或同百部末。生姜汁調擦。人面瘡。燒灰油調或加青代蜘蛛蛇蝎

咬縛定咬處勿令毒行。爲末酒服至醉。瘡口出水盡以末塞之。歛瘡口火鬱散則歛應是川貝去心用

山慈姑即金燈花根又名鹿蹄草甘微辛小毒散堅解毒治癰疽疔腫疔瘡瘻瘰癧結核醋磨塗又同蒼耳末酒下面䵟瘢痕先用鹼水塗患處次同輕粉硼砂少許塗之蓋太乙膏日易一次俟疙瘩消盡以鷹屎佗僧蜜調塗數日勿見風。牙齦腫痛煎漱風痰癇疾爲末日中茶調下取吐不吐食熱茶紫金錠用之亦是解毒耳眼胞上下不可用以其剝人面皮眨動不輟也又治苦傷同猪肉。理蛇傷葉治瘡腫乳癰便毒及中溪毒生瘡同蜜擣塗

花治小便血淋澀痛。

水仙花　治婦人五心發熱。同干荷葉赤芍末。白湯下二錢澤肌理髮去風。作香澤塗其根苦辛寒滑。治癰腫及魚骨哽。

白茅根即地筋。色白氣平味甘無毒生於春夏木火之交具土金水相生之氣化。是於陽中裕陰。故能暢陰于中。土以和上下之陽。清脾胃伏熱。生肺津以涼血。肺陰入心則生血血入腎則生精為熱血妄行上下諸失血要藥。一味煎服。使陰陽和而行止自不失其度。勞傷尿血同姜煎蜜服治勞傷虛羸。肺脾津充則肌肉生補中益氣。陰者中土之守陽得陰化則氣足血瘀血閉清肺以平肝則血活榮經寒熱。血閉而氣不外達。則為寒熱淋瀝尿秘。月事不調皆血分虛。肺不下輸因熱飲水而啘。同枇杷煎作茶。溫病胃熱、胸滿噦逆。同葛根。傷寒噦逆同參冬竹茹石膏。反胃上氣。同芦根。肺熱氣喘。水煎食後服勞傷內熱。同冬地杞。虛後水腫。同赤小豆。或加茶車前通川瓜石斛。諸黃疸。煮猪肉食。中酒毒。搗汁飲。尿血同地冬車茯栢味牛七杞子童便。止諸血。同地冬蘇子枇杷甘芍童便蒲黃。腸胃客熱作渴。陰和陽宣之功。血熱經枯而閉。同生地牛七童便

茅花甘溫止尿血、吐血、衄血。俱煎飲。又塞鼻。刀箭金瘡血。署之灸瘡不合。茅針甘平潰癰癤。酒煮服一針一孔。二針二孔。

下水止渴破血止血。屋上敗茅苦平治吐血。酒煮痘瘡潰爛。焙干研摻之。婦人陰痒。同荆芥牙皂煎熏洗。卒中五尸。腹痛脹急。氣上冲胸脇。或磈磊涌起。或牽引腰脊。以布覆腹燒茅隨痛處逐之。此平寒解毒兼受雨露霜雪之氣以辟穢燥濕也。

草龍膽 苦大寒瀉心、腎、膀胱。味又濇。類酸。莖如竹枝。花開碧青。又更大瀉肝胆相火濕熱。治骨間寒熱。苦走骨燥濕寒益腎。除驚癇邪氣。肝與包絡俱熱也同冬芍神甘木通并治時熱熱黃口瘡。續絕傷。腎主骨肝主筋。定五臟。腑臟皆取決于胆。殺蠱毒。山下有風曰蠱風氣升則愈。蛔虫攻心。肝腎濕熱乘胃則化風生虫。水煮服。中下二焦濕熱。非此不除。臍下至足腫痛寒閉濕而成熱之脚氣股痛。姜汁浸焙煎服。黃疸。同苦參牛胆汁丸勞疸加巵子。一切盜汗。研入猪胆內。酒調服。小兒身有熱同防風米飲下。咽喉熱痛。擂水服。則寒水上蔭。暑氣目澁。同黃連浸汁點。眼漏膿。同歸末水下。卒尿血。煎服。傷寒熱狂。爲末入雞子清涼水蜜調下。疳熱狂語并瘡疥。同苦參蛆虫灰青代。時氣溫熱。溫痢赤睛努肉。合柴胡。客忤。癰腫。口干。益肝胆氣。肝胆以瀉爲補。但大苦大寒傷中。非相火乘胃。胃有伏熱而誤用之。反從火化而助火。故脾胃虛人雖有濕熱。服之每至嘔瀉。空腹服亦令人小便不禁。

甘草水浸晒性本下行。同防已酒浸酒炒。則上行。外達。按相火在包絡三焦爲先天在肝胆爲後天。胆草治後天寔火病及先天者。以腎爲肝母心爲肝子。子母相連故也。若先天真陰虧又當禁用

細辛 氣溫達肝。味辛達肺。無毒。一莖直上。其色赤黑。屬水 是具肝陽之升氣。開發腎與膀胱之陰水。外行皮毛而內合于肺者也。腎氣原藉肝氣爲主使以上至于肺。欬逆上氣。太陽寒鬱則循行失職。太陽脉水氣不能上通。故欬逆頭痛腦動。起目內眥。從巔絡腦陰鬱陽而失職則痛動。百節拘攣。風濕痺痛死飢。太陽合肺

主皮毛。少陰主骨髓。二者不通合。則風濕閉于筋骨而拘攣。痺于肌凑而肌死。久服明目利九竅。陰結開。則水精上濡空竅。輕身延年。生升之氣條達。治陽明熱齒痛。同石羔。目痛同鯉胆羊肝甘菊草決。傷寒咽痛同甘草。鼻齆不聞香臭。風寒鬱于腦也。為末吹。口舌瘡同川連或黃柏。風寒風濕頭痛鼻塞同風濕藥。諸陽頭痛督脉病脊強而厥太陽夾脊。而行。水氣通行。榮液濡布。則寒燥俱失。乳結血閉胸中結滯痰結聚濕火內鬱。喉痺。風眼下淚驚癇卒倒鼻瘜為末。吹鼻耳聾為末黃蠟丸。塞耳。客忤同桂納口中。齒䘌腫痛煎水含。皆陰勝陽鬱之病取其通陽以行陰陰紓而肝胆自潤非僅辛散辛潤之旨也。故仲景麻黃附子細辛湯。因少陰內寒。而太陽外熱。用附子助太陽之表陽。以內合少陰。麻辛啟少陰之陰。以外合太陽。是交合內外陰陽法。麻黃附子甘草湯。因少陰病二三日無裏症。應解太陽之表熱。又恐過汗傷腎液。故減辛加甘。取中焦水穀之津以為汗。可知細辛原不僅散寒之比。乃達陰之用。所以少陰頭痛（獨活為使）。虛寒嘔吐。（同丁香研。柿蒂湯下。）并用之。本經列此為上品。辛香之物。本可久服。惟血虛火鬱。而非寒勝熱鬱者忌之且辛烈之性單用亦不可過一錢宜也若謂多服反閉氣則恐辛香之物未有能閉氣者　產華陰及遼東者良其辛不甚可多服。形小而辛甚者能通心竅揀去雙葉醋浸一宿晒爲末　反藜蘆

杜衡一名馬蹄香又名杜葵　辛溫無毒形似細辛藥肆以之代充細辛亦能散頭目風寒下氣行水止欬消痰破血殺虫治癭瘤但氣濁不能達少陰之水以紓陰而上交于太陽使水藏水府相通耳同瓜蒂人参末湯服治飲水過多停胸作喘取吐即愈此吐藥也俗名金鎖匙喉閉腫痛擣汁飲。

白微　根黃白氣平。土金之氣色。入肺胃大腸。肺主氣行于皮毛。而太陽標陽之氣亦合于皮毛。味苦鹹無毒水火之味入心腎衝任。而太陽本寒而標陽從下上行。亦水中有火。本經名爲春生言其啟寒水之精隨春生之氣以升。卽得苦鹹之味引心肺之陽下歸而益陰血以和陽火也。主暴中風身熱肢滿太陽外感氣不周于皮毛四末。忽忽不知人狂惑邪氣風邪中于頭目。或淫于心包血分。則鬱冒狂惑又有汗多傷血。氣并于血。陽獨上不下。氣壅塞不行。忽如死人移時氣過血還方寤。用參歸甘合治之名白微湯。症名血厥。亦引陽歸陰耳。寒熱酸疼癱瘓風淫肌湊。及于經脉。則營血不行中風血厥熱淋溫瘧洗洗發作有時。先熱後寒身如水洒。名温瘧。太陽氣達。陰陽氣通則已。婦入陰虛難產。傷中淋露。胎前產後遺尿不禁。或血淋熱淋。亦陽不歸陰。致陰氣不約耳。方合白芍酒調。收陰以歸陽。宮冷不孕。陽不入陰則宮冷。陽勝于上則血枯。而冲任不利。方合歸地芍杜山茱蓯蓉丹参白膠以調經。產虛煩嘔。同棗甘益中。竹茹石羔除煩有熱。倍此以化陽歸陰。產婦虛弱同雞熬食。肺寔鼻塞不知香臭。同冬花貝母百部末。米飲下。金瘡血出。為末摻。下水氣。利陰氣。總之陽歸而陰自利。足盡此物之功。俗本謂其大寒。抑陽豈宮冷虛風亦可用大寒之品耶。同姜活防風石羔治風淫。同參芪朮甘玉竹治虛風。鼻鼾汗出身重語難脉浮同利水藥能行膀胱氣上合于肺以行治節。弘景用治驚邪。邪鬼亦即本經狂惑之義。去鬚酒洗。

惡大戟、干姜、干漆。

白前　色白。甘辛微溫無毒。恭曰微寒。耑泄肝肺胃大腸氣窒以降痰。治胸脇逆氣。肺位胸中。主氣以行呼吸。肝治脇。爲升降之道路。氣窒而逆。久患久嗽上氣。體腫不臥。常作水雞聲。同紫菀、半夏、大戟煎服。忌羊肉飴糖。嘏呷爲末酒下。賁豚腎氣。下氣窒也。久嗽唾血。同桔梗、桑白、炙草。忌豬肉。俗名嗽藥。又名石藍。似細辛畧大白。又似牛七。長堅易斷者是白前。而短小柔軟能彎者白微也。白

微。升陰降陽。細辛通陽行陰。此則喘泄風水之寔。氣。凡陰虛而氣不歸。中虛而氣失守者均忌　甘草水浸。去頭髭焙干用

貫眾　即鳳尾草草鴟頭俗名管仲。味苦微寒有小毒。生于山陰近水處。得陰氣最厚。喘解腹中邪熱諸毒。殺虫。治鼻衄。為末水下。諸下血。為末醋糊丸米飲下或煅同射為末服。血崩煎酒血痢。便毒腫痛俱酒煎。產後亡血氣痛。醋炙研米飲下。年久赤白帶下方同上久嗽膿血。同蘇木末淡姜湯下。勞瘵。為末魚鮮蘸食。癥瘕斑疹痘瘡不快。同淡竹甘草升麻赤芍皆泄熱散結之功。辟時疫浸水缸中

飲之。化骨硬。濃煎水連進。或同砂仁甘草。末含嚥最效。是又能軟堅也。治中風。因邪熱毒入于腹。故危而急。宜先解毒。故保命活命二金丹用之。頭瘡白禿。同白芷末油搽。漆瘡作癢。為末油塗。輕粉毒發。齒縫臭腫。同黃連煎入氷片少許漱之。酒痢血痔。方同上。諸下血。止金瘡。理諸病汁。能制三黃。化五金。伏鍾乳。制汞。同黑豆煮晒至汁盡。日食豆五七粒。可食百草木葉。以救荒。可知解毒之功大也。惡赤小豆。根似狗脊而大。金星草亦名鳳尾。但其葉如柳。此如鳳尾葉。兩兩對生。根直多枝。皮黑肉赤。又名黑狗脊。黃者不取。去皮用肉

紫草根　色紫水火之色氣寒。臭香味苦甘鹹走血。無毒。此本水火之精以滋中焦之汁即藉中土以行水火之氣化故能解心包肝脾腎莖赤節青故又入肝之結熱毒氣以活血涼血。血本于。水成于木火。必得脾胃散精歸肺。而後入心以成其生。化經日中焦取汁。變化成赤謂之血是也。此物花子俱白。又入肺。治心腹邪氣。血熱之邪五府。府者干也。濕熱傷血則血干而成驚食筋骨氣之五府補中益氣中焦陰液足。則氣受益。利九竅。九竅為水注之。氣胃主之。補中益氣則如霧如漚如瀆而水氣環布也。通大小腸。九竅利則二便通調水腫脹滿淋瀝。為末井花水下。身黃熱有赤點。黑點不治。宜烙手足心背心百會下廉。同大藍川連木香煎服。吾嘗治二人身橘黄，二便閉，周身黑點如淡墨，脉微，以姜付合連栢治之而愈。癰疽便秘，同蔞仁煎服。白秃，煎汁塗。惡虫咬，煎油搽。惡瘡面皶瘑癬斑疹痘毒。

色深紫而脆者良，淡紫質堅者曰紫梗，不入藥。、、紫草四月開花，至九月結子，刈苗采根，則赤黯。性寒，功耑凉血利竅，故痘疹隱隱欲出未出、色赤干枯，及已出而便閉、色紫黑者宜之。毒不得越，血凉痘自出。同陳皮、葱白煎。痘夾黑疔亦宜。同雄黃末、胭脂汁調點。若痘已齊佈紅活，二便通調，則改用紫草茸。茸者，二月春社前采嫩苗連根，其根頭有白毛如茸，得春升之温氣元素曰苦溫指茸言於血熱未清用以活血而寓升發之義也若紅活二便滑及白陷者忌之至灰滯而便滑則又宜虫部之紫草茸宜參觀之　每斤用蠟二兩溶水拌蒸至水乾去頭并兩畔髭用同紅花生地貝甘丹皮犀角治痘瘡黑陷疔危急干枯便閉痘毒加莀蒡銀花夾斑疹加石羔知母竹葉麥冬

白頭翁　正月生長苗白葉葉有白毛近根又有白茸金色有風則靜金能制風無風自搖性同獨活氣寒清熱味苦燥濕堅陰濕熱則傷陰血又具辛達風動升陽之用凡肝胆風動火鬱肝胆司相火而濕不化致肺胃大腸血

滯者宜之。故爲厥陰熱利下重。脉沉弦。木內欝而則沉弦渴肝熱則消渴。之主藥。仲景治熱入厥陰急則承氣下之。緩則猪苓湯分利。不合分攻者以白頭翁同連栢秦皮泄肝熱以散陽邪。四味皆苦。救腎陰以清脾濕。并治毒痢。血痢。升陽散火是下者舉之也。下痢咽腫。同黃連清上、木香醒中。溫瘧狂徉。寒熱。邪久伏而傷腎陰仍取木氣透發母邪。癥瘕積聚。瘿瘤瘰癧。逐血止腹痛。皆熱邪內結之病結散則血活痛止。療金瘡。逐瘀解毒之功。陰癩偏墜。搗塗一夜當作瘡而愈。齒痛。腎主骨之骨骨節痛。衄血。禿瘡。搗敷外痔。搗塗、產齊魯河南洛陽。苗長葉白者良。今人于柴胡中揀出短小紫皮頭有白毛者用之。功多在少陽而力薄得酒良。

白及 辛平散結熱苦能泄熱于下以致陰于上濇能收陰護陽以保肺花開紅紫又能逐瘀故入肺止吐血。試血法吐水內浮者肺病沉者肝病半浮沉者心病各隨所見以羊心肺肝點白芨末日日食令肺損復生。肺主上焦之陽得陰以化則不傷為末米飲下以敷癰腫惡瘡為末水調貼。敗疽傷陰死肌熱壅血傷則腫腐而肌不生。胃中邪氣。氣平清中生胃汁以除邪熱。賊風鬼擊痱緩不收。皆濕熱傷血所致。鼻衄為末津唾塗山根仍水調服。心氣痛同石榴皮蜜丸艾醋湯下。重舌鵝口。乳汁調塗足心。陰脫同川烏研絹包納陰中腹熱即止。打跌骨折酒調服功同自然銅。刀傷同煅石膏摻之。手足皴裂。水調塗。湯火傷。油調末搽。白癬芥虫。面生黑氣。面瘡金瘡。發背瘰癧。痔漏止痛生肌。喉中血泡潰爛。吹藥中加之。止驚邪血痢。癇疾風痺。癥結。溫熱瘧疾。皆散結和陰之功。令人肌滑。同白蘞黃藥子乳沒氷射治一切癰疽腫毒止痛散結排膿神效　凡吐血不止宜加之　癰疽潰後不宜同苦寒藥用。

白蘞與白芨功近。詳於蔓草部。

三七即山漆又名金不換其葉左三又四故名　溫達肝血。甘升、苦降、以行血。入心肝胃血分。止血散血定痛。爲金刃箭瘡要藥。爲末摻。吐血衄血崩中下血血痢產後惡血不下。爲末米湯下。或酒下。杖撲傷損青黑瘀腫。罨之即消。或加入四物湯中。受杖前後。杖前服血不沖杖後服尤佳。赤眼太重。磨汁塗四圍。目赤癰腫疼痛。醋磨塗。已潰乾摻。蛇傷虎咬。米飲下并塗。獨用尤良。功耑故也。一種庭砌種植。葉如菊艾。以苗葉或根搗敷腫毒折傷血病亦效。亦散血止血之功也。細考田州三七、紅皮黑心有菊花紋者真。如人參者上。有節者次。

七葉一枝花　甘、益脾、汁平。升胃之清氣上行于肺以益血（血是中焦之汁升于肺入于心而成）行氣（溫達則氣通）壯精益腎（溫以暢陽化陰于上平即降陰于下）已癆嗽內傷活血止血消腫解毒（甘益土之功）乃草中之王或謂其功兼參茸三七爲勞傷上藥治瘟疫消癰腫神効吾嘗試之味甘微苦惟苦平下降故能令肺陰入心生血也諺云七葉一枝花紫背黃根節生窪（每節一高者眞一寸九節者上）每從甘石山頭上日出崑崙是我家（生高山上得太陽之氣）大抵誰人尋得着萬兩黃金不換他　出廣西交趾皮黃質重者上皮黑質輕者次

另詳毒草

馬鞭草即龍牙草 甘苦寒。小毒。去臟毒。通經。退上部火。治疳瘡。馬鞭瘡。俱同硫黄擦。洗痔。理跌打內傷。形似倒扣草而無扣。花紫。一串如馬鞭。從下開上。冬凋春長。又治騎馬癰。

倒吊爐 葉如五爪。根名入地牛。苦平。去腐生肌。消瘡解毒。治瘰癧。洗之。敷蛇傷爛

五指柑即蚊枝葉 其子即蔓荆子見灌木 又名布荆子 甘苦溫無毒。治小兒五疳。煎浴 散身熱骨腫痛。止嘔瀉。同米炒淬水飲 洗癍

疥熱毒。治沙屎虫食脚爛。用葉擦。或火燒熏。

布渣葉卽破布葉 酸甘平。解一切蠱脹藥毒。清熱。消積、食黃疸。作茶飲佳。

山葱葉 花如桃花、六七月子熟。紅黑色。葉對生。濇平。止血、止痢。生肌。治疳積。消瘡。洗疳痔、熱毒瘰疥、爛脚。理蛇傷。其子甘平。生採晒乾。止痢。赤白帶、生肌止血。根治心氣痛。

山橙卽屈頭雞 苦甘平。滋陰。消熱積。氣痛。功同羅漢菓。其殼洗皮膚血熱毒。搽濕癬疥癩。存性開油。

鷓鴣茶即紫貝金牛金不換蛇總管甘辛香溫。主咳嗽。痰火內傷。散熱毒。瘰癧。理蛇要藥、根治牙痛疳積。

倒扣草即土常山苦溫。止骨痛。治瘧疾。小腸氣痛。

鹿啣草即千里光草尾有毬。酸甘平。滋陰健骨。舒筋活絡。化痰去瘀生新。理酒傷。敷跌打。浸酒妙。又名人字草鐵線草。

班骨相思即六月霜土牛七白鬚公多鬚公甘平。壯筋骨。健腰膝。理跌打。馬食良。

丁癸草甘平。消大瘡。、根解熱毒。散癰疽。煎酒飲牙

痛。敷馬嘴疔。及牛馬生疔。同蜜搗消蛇瘡。理蛇傷。存性摻之。理瘡口

金罌子　見灌木十

尖尾風即赶風晒赶風帥　辛苦温。散風濕腫痛。酒風。手足痺痛。理跌打。取根浸酒良。

川破石　甘平。壯筋骨。祛風。消蠱脹。活血。理跌打。治酒頂酒風。浸酒良。

山桔葉　辛温。祛風。散瘀生新。敷跌打。止㿃嗽。同猪粉腸根去濕風及酒風。

黃姜即臭屎姜　辛温。功同山桔梗。消腫。

獨脚柑　甘淡平。消疳積。黃腫。

獨脚仙茅即蟠龍草花黃似茅　甘淡平。壯精益腎。治內傷痰火。同長顛茄蒸煎肉食。理白濁。泡肉食。烏髮黑鬚。延年。去膈噎。去黑皮。糯米泔浸一宿。九蒸九晒。沙糖藏之。毎晨送茶妙。

韓信草即大力草耳挖草金茶匙　甘辛平。祛風散血。消腫。治跌打。取汁酒調。壯筋骨。理蛇傷。浸酒妙。

鴨脚樹根皮　淡甘辛温。治酒頂。洗爛脚。敷跌打。九蒸九晒。浸酒。耑門追風。

老虎利　苦平。止泄瀉。浸痔瘡痔瘺。散毒瘡。止瘰癧。

莖葉俱有刺。子藍色。可食。

黃白茅根　甘寒。清熱。黃者止水瀉。理心氣熱痛。小腸氣痛。白者入肺。止嗽。利水。通淋。汁調蜜服。散血。止吐。下衄血。內傷。敷瘡。詳上六十一頁宜參　一株獨生者勝。

胡蘆茶　濇平。消食。殺虫。治五痔。退黃疸。作茶飲妙。

丢了棒　即追風棍　趕風柴　葉苦辛微溫。治一切風濕。酒風。酒頂。擂酒飲　敷跌打。消腫。去瘀。根功同。浸酒妙。

老鴉胆。其頭名苦參。功治已見前。三十五頁又治牛生疔并中牛毒。糯米飲。其子能腐肉止積痢。去油以粥皮包吞。葉洗熱毒理跌打。

羊角紐 苦寒有毒能殺人。不可入口。止瘙癢。治疥癩熱毒。其子似羊角。角內有花。極止刀傷血。

走馬胎。辛澀微溫。壯筋骨。已勞倦。遠行宜食。祛風痰理酒病與走馬風。異物同功。又治走馬風 俱浸酒良。

生漆葉 凡中漆毒。忌洗熱水及飲酒。宜此取汁搽。

或煎水候泠洗。或樟香煎水洗亦可。

魚腥草　耑治囊癰。及魚肚瘡。

涼粉草　澹甘寒。清暑熱。解藏府結熱毒。治酒風虛弱人勿服。

年健　辛溫。祛風。壯筋骨。已勞倦。　浸酒妙。

油柑葉　見虫部油柑虫。

黑面神　一名鍾馗草。言其葉黑也。苦甘微寒。散瘡消毒。洗腐爛。治漆瘡。解牛毒。　根浸酒。祛風壯筋骨。

雞骨香　見芳草蔓草山豆根宜參

到吊蠟燭根　淡腥而平無毒治跌打服煎酒　其子内花似羊角紐花亦止刀傷血但不可與之混用

山夜蘭根　辛大寒散皮膚頭面熱毒解中百藥毒雙橋丸以之熬膏爲君煎酒飲治楊梅瘡毒一服即頭面俱消而後以托補解藏毒之劑繼之其効如神浸酒良

入地金牛根　治痰火癧核并急喉痰閉危篤去外皮煎水飲如喉閉水飲不入則搗爛同黄糖煮做成彈子含花其效如神　細葉者良

英雄草卽料吊　根葉莖同用。治跌打散瘀。

山猛草亦名黑面神　其子如穀。人山行卽粘衣裙襠。俗呼無姐仔。取根煎肉食。治小腸氣。經驗。

本草求原卷二

芳草部

當歸　花紅（入血）根皮黑肉黃汁（益脾）苦入心溫達肝以和營去寒（血寒則濇）辛入肺通脈以行血使血得氣而各歸其經以補血之動為血中氣藥（血本于水為陰成于木火為陽必木升水歸脾脾散精歸肺而后金孕水氣下注于心以成血經曰毛脈合精又曰中焦取汁變赤成血是也芍地主降益陰補血之靜芎歸主升行陽益血之動）無毒主欬逆上氣（肺貫心脈以行呼吸氣以血爲家也血枯而木火刑金景岳貞元飲合地甘納之使氣得血而歸也）溫瘧寒熱洗洗在皮膚（心肝血少不能營脈而充皮毛唯補血則肝風

心火俱熄，故一味水煎露服。治單熱溫瘧。同別甲柴胡。治寒熱瘧。同牛七、鱉甲、姜、陳。治陰分久瘧。婦人漏中絕子。補肝以藏血則漏止。胎從厥陰而結，腎精從胞中上交于心包乃有子。補心肝卽所以種子。諸惡瘡瘍。皆屬心火，無血以制。金瘡。損傷血而成，養血則肌生。破傷風。同芎、地、芷、荊。跌折疼。同續、杜、牛七、桂、地、鹿角。煮汁飲之。受氣取汁而成血，賁汁所以助氣，又滋中焦之汁也。今人炒用，涸其汁液，大失經旨。治血虛發熱。合炙芪。脉大無力。一切失血眩暈。同川芎，水酒煎。衂血。同知母。尿血。同牛七、甘梢，酒煮。經不利而臍下氣脹。同干漆煆，蜜丸，酒下。產後血脹。同炮姜。產後腹痛。蜜水煎。婦人血虛。同生地。胎動及胎死。同川芎、砂仁。產後自汗盜汗。同芪、芍，血熱加芩、連、地、栢。面黃色枯。同白朮。調經。同芎芍。等分。香付三倍。熱病。鄭語神昏。同麥冬、甘草。腎條泄瀉。同淮山、蓯蓉、小麥。痺疼。同桂枝尤菊牛七。血不營筋。同血藥入牛七苡米。筋寒濕毒。同參苡川烏台烏。心虛不眠。同棗遠神參。經逆。先磨墨汁服止之。次用尾同紅花通經。經閉。歸尾紅花乳沒浸酒。難生。倒產。同芎參。血閉無子。同地芍白膠杜續。純血痢、裏急後重。同地榆銀花紅麯滑石。久痢。以吳萸水製蜜丸。米飯下。和肝止痛。同木香芍。又治痢。治婦人胎產諸虛百病。同四物姜炭炒黑豆澤蘭牛七母草蒲黃。血虛、頭痛、齒痛、眼痛。同川芎細辛。目暗。同付子。心下痛、臂痛。酒煮飲亦治頭痛。大便秘。同白芷米煎。墮胎下血不止。同葱白酒煎肝

風內動者。君以巴戟。產後中風。同荆芥、童便酒煎。小兒好啼。感寒成
癇。爲末乳汁調下。小兒臍濕。不治則成臍風腫赤。同胡粉射香摻。湯火傷瘡。
油煎去渣，加黃臘塗之。風痓。血無氣煦則不能溫達血脈而筋急強直。溫中潤腸。
胃筋骨澤肌膚。血于脈濡之。脈細欲絕。脈者血之府。血不充則細。血壅
腰腹諸痛。血寒濇滯以辛溫和之。濕痺攣踡癥瘕宿血痿躄。
足下熱痛。濕傷血停。宜歸尾以行之。衝脈爲病氣逆裏急。帶脈
爲病腹痛腰溶溶如坐水中。衝脈起于腎，夾臍上行至于胸中，滲諸陽
灌諸精，下行入足。滲三陰，灌諸絡，爲十二經脈之
血海。帶脈圍腰而約諸脈。如冲帶之血，不能上行
外。達經。絡。灌溉。胸。中。腰腹，
則病宜當歸四逆加吳萸。生肌。血旺則肉長。排膿。血脈通則

膿成止痛血和故也　辛溫能行。使氣煦而血和。故血滯可通。血虛可補。血寒可煖。血亂可撫。但善走而潤滑。便溏食少者忌之。　血有陰陽動靜。四物湯一升一降。以調其陽動陰靜之體。用為治血總方。佐參芪、補氣攝血。血冷加桂附吳萸。熱佐芩連。虛加人參赤石脂。　歸同稜莪牽牛破血積。同硝黃治血燥有痰、以姜製。至氣虛血病。又非四物輩所能治。誠以臟腑之血。出于經隧。行于經絡。散于脈外。充于皮毛。皆由胃之谷氣。與肺之真氣周流運達所致。若氣虛而不能至于經以行其血，則須君以參芪乃可。歸頭上行止血，身養血守中，尾下行破血，全用活血而不走。酒蒸洗上行外達，醋浸止血。秦歸頭圓尾多，色紫肥潤，善補；鑱歸色白尾大，堅而枯，止能發散。川歸則善攻。

芎藭

芎藭者，天天氣常通于肝，肝藏血，常引水中生陽，上達于肺而後條達無鬱。肺主天氣。經曰三陰至于肺，一陰爲獨使。三陰指腎，一陰指肝。芎產于川蜀，花白子黑，金水氣。辛溫上升，達肝陽，上致于肺，以接天氣，則血中氣行，如天之轉運。而血鬱自暢。故名無毒。主中風入腦頭痛肝經與督脈會于巔頂血鬱則肝陽不化而風化不行故宜辛溫以暢陽非謂其祛風也寒痺筋攣緩急。血鬱不能熱膚養筋則寒而血泣為痺筋結而攣縱而緩縮而急陽暢則愈金瘡辛金之氣達血干皮毛則肌肉生婦人血閉無子。胎從厥陰而結肝血疏通則胞門清淨而受胎凡一切頭痛痺攣。俱可單用。米泔浸晒為末治一切頭痛氣虛或風熱或風痰俱茶下偏正頭風有痰加天麻又同槐子生犀加射少許蜜丸茶酒下最清頭目之風火若有痰加硃砂牛黃鉄粉目昏加細辛口眼喎斜加南星一切心痛。末酒下試胎。經閉三月生研艾湯下腹內微動為有胎不動則非跌撲胎動或死。酒下崩中下血。同生地酒煎陽暢則血歸吐衄、尿血、齒衄。

煎含酒癖脇脹、嘔吐、腹有水聲。或寒濕相搏而滯于陰，或火濕沸騰而滯于陽則病，此能于下焦陰中以透陽，即能于上焦暢陽以化陰。合三稜末、葱白湯下。腦熱、目赤腫閉。同薄荷、朴硝末吹鼻。牙疼。入舊糟內藏一月，取焙同細辛研揩之。齒敗、口臭。煎含。止涕淚。消瘀血。腹堅。下胞衣。開諸鬱。木鬱達之，是指陽陷陰中，陽鬱不能暢陰之病。搜肝氣。潤肝燥。血行則潤。補肝虛。肝以辛散爲補。諸風濕血虛頭痛。諸風眩掉皆屬于肝，清陽上行，陰濕自降，氣鬱亦能頭痛，故頭痛必用之。至各經風寒，須加引經藥：太陽羌活，陽明白芷，少陽柴胡，太陰蒼朮，少陰細辛，厥陰吳萸，痛甚加蔓荊。寒冷氣。疝氣。濕瀉。皆通陽鬱之功。散血痢。散血歸肌湊，痢自止。腦癰。瘡瘍。瘰癧。癭贅。痔瘻。皆榮血不行所致。排膿。

長肉。產後乳長垂至小腹。名曰乳懸苦痛危亡同歸各八兩煎頻服另以之燒烟熏口鼻又用萆蔴肉貼頂心。芍守陰芎達陽升降之妙也。血是胃汁所變。故熟地補之。血以疏達而暢。故用川芎開導。但性升散。少用則暢眞氣。多用則散眞氣。血虛而滯者。須君補藥。即寔滯而病。亦中病即止。不可多服。所治皆陽陷陰中及陽不暢陰之症。至陰虛而陽上僭及上陽盛而陰不主者均忌。芎治風虛目疾蓋肝爲風臟本風升之氣以達于上而開竅于目生氣條達上通則血和風自熄目自明也。川產者形圓實色黃不油辛而甘。爲上主補次則廣芎浙江台芎散風濕江西撫芎小而中虛開鬱寬胸血虛勿用各產堅白辛烈止可煎浴。其葉名蘼蕪可煮食辛温止欬定驚辟邪惡。蠱毒鬼疰殺虫止瀉去老風。白芷爲使惡黃連。

蛇床子　苦辛温熱得君相之火氣。尚助命門三焦之火主治男子陰痿。同五味兎絲蜜丸酒下濕癢。同白凡煎洗。婦人陰痛陰腫。爲末雞子黃調敷男子同此以熱治寒濕也。除痺氣利關節火氣外通經脉癲癇。心虛寒病惡瘡。心氣虛而熱邪盛所致溫助心氣陽瘡宜之從治陰疽用以正治。赤白帶下。同枯凡醋糊九納陰中。子宮冷。方同上。陰脫。同烏梅煎洗。亦治陰痛。脫肛。同甘草煎服。并爲末敷。痔腫痛煎湯熏洗癬瘡。和猪脂塗小兒甜瘡。頭面耳邊連引流水痒極加輕粉研油調搽耳內濕瘡。同黃連輕粉吹風虫牙痛。煎漱冬月喉痺腫痛不可下藥。燒烟瓶中。口含瓶嘴吸之痰自出。此藥助男子陽事又大益婦人。本經列之上品今人但用爲瘡藥惜哉。

藁本　辛入肺溫入肝無毒達肝氣上行于肺以散寒濕使氣通而血行治婦人疝瘕。疝音巽與音山異是乃寒濕鬱傷于血而心痛也。陰中寒腫痛厥陰之脉絡陰器厥陰之筋結陰器寒濕致病溫散即愈腹中急肝脉抵小腹其性急寒則血滲急引除風頭痛連腦督脉病脊強而厥風氣通肝肝脉與督脉會于巔頂肝虛爲寒所鬱則虛陽益以化風胃風泄瀉風木侮土則濕不化大寔心痛利後同蒼术煎服以徹其毒金瘡疥癬皮疵面䵟酒齇粉刺俱煎洗排膿陰得陽化則膿不內塞長肌辛益肺皮毛自長作面脂悅顏色陽不鬱則陰不滯榮氣流行肌膚自潤故老人滋陰方與陽虛受風症俱多用之擦頭屑同白芷夜擦且梳垢自去羌活亦治寒濕但苦勝辛其用在下是于陰中達陽此則辛勝苦其用在上是于陽中化陰凡陽虛受風風益鬱陽非此無以舉陽而化陰滯今人但知其治頭

痛。同芎細葱姜活而不知其治濕瀉。同蒼朮等症。遂以爲太陽經藥謬甚。血虛與內熱之頭痛均忌　去蘆洗用。

白芷 芳香 春苗、氣溫。達肝、風夏秀太陰主令而香。燥脾、濕。秋結子而味辛。走肺胃大腸之氣。凡風濕鬱。熱致陽不上透而陰不化者。能治之。無毒。主女子漏下赤白。風濕內陷所致。同茈歸地續杜母草香付白膠。加牛七治血閉陰腫血閉。胃陽不達則肺脾之濁不化。而肝血亦結。陽通陰自利。陰腫寒熱。厥陰之筋脈絡陰器及女子牝尸。濕勝則腫。風濕相搏則寒熱頭風侵肝經會督脈于巔頂。風氣通肝。肝有風頭面諸疾。宜以蘿蔔汁浸晒為末。白湯下。并搐鼻。偏正頭風，加炒川芎、炒甘草、川烏半生半熟，等分末。茶薄荷湯下。絕効。一味蜜丸。茶清荆芥湯下。治頭風眩暈，并胎前產後。傷風頭痛。血風頭痛。又頭痛挾熱，項生磊塊，皆效。**眉稜骨痛**。風熱有痰，同酒芩。茶下。**一切眼疾**。肝有風則肝寒，病同。雄黃硃砂蜜丸，茶下。**涕淚出**。同荆芥、菊、決末。茶下。治風熱。風寒加細藁蒺辛夷研，葱白湯下。仍以姜汁調芷末，塗太陽穴。**時行風寒**。同生甘姜葱棗豉煎。**牙痛**。風熱同硃砂，風寒同吳茱，擦妙。**口臭**。同川芎蜜丸含。**盜汗**。同硃砂末，酒下，極效。**血風反胃**。炒研，以猪血點服。**脚氣腫痛**。同芥子、姜汁塗。**崩漏難產**。同百草霜、滑石末，芎歸湯或童便下。又能調經。**大便風秘**。末，米飲和蜜下。**氣秘**。醋浸焙研，木通甘梢，酒下。**鼻衂**。以所出血調芷末，塗山根。**尿血**。同歸末，米飲下。**腸風下血**。為末，米飲下。**痔**

癟出血。方同上，并煎熏。痔腫痛。同皂角烟熏，仍以鶩胆調芷末搽。一切熱毒瘡腫。同大黃末，米飲下。同醋調塗。乳癰初起。同貝母酒服。疔瘡初起。同生姜搗酒服。丹瘤遊走。入腹則死。急同寒水石葱汁調塗。刀箭傷瘡。塗之。諸骨哽。同半夏末水下。解砒毒。水調服。蛇蟲傷。以麥冬湯下。仍搽之。傷潰爛加胆凡射香摻。神效。長肌肉。作面脂。澤顏色。肺脾主肌肉皮毛。清陽上。達濁血俱化也。陽明頭目昏痛。陽明之脉營于面。同荊芥蜜丸茶下。治一切胎產頭風。血風頭痛。破傷風。方同上。鼻淵。肺經風熱上灼。則腦滲爲涕。同細辛辛夷麥冬。痘痒、皮膚燥癢。同白芍。產後傷風。血虛頭痛。自魚尾上攻。多在日晚。宜合四物。若氣虛頭痛。多在早晨。宜合參芪芎藁。排膿活血。腸中有濕濁及敗膿血致淋露帶下腥穢臍腹冷痛必須同紅蜀葵白芍枯凡蠟丸以排之同芪甘地冬、扎味則長肉。消腫同芪甘茜皂地芍枯草銀花亦排膿止痛陽達血行之功。目癢弩肉皯疵瘢瘰癧疥癬、心腹腰痛血滯則痛所治皆風濕鬱傷于血之病達陽以除風濕則血自行至其治胎漏及胃虛泄瀉同苓朮甘炒芍則又升陽舉陷之力也種白芷可辟蛇當歸為使惡旋覆制硫黃雄黃

徐靈胎曰、去風藥多燥濕傷液惟白芷極香又極滑潤故去風濕利血脉而不耗液色白不蛀者良微焙用漏下等症、炒焦用時人以石灰蒸煮防其

易蛀。但本性失矣。

芍藥　冬芽春長夏花氣平（金氣）味苦（火味入心）無毒本陰極陽升之時以生而反得苦泄平降之氣味是本陰之陽以升遇肺而陽中之陰反以下降之義也爲泄陽以和陰使肝制于肺而反本歸根不至肆虐傷脾而血自生也非收陰補養之物也（血不升動不行故以芎歸不降泄不守故以白芍。）主邪氣腹痛（風木之邪傷中土脾絡不能從經外行則痛合甘草補土瀉木熱加芩寒加桂）除血痹（血濇不行而麻木瀉血中之氣則行）破堅積寒熱疝瘕止痛（血滯久成積則寒熱不調或心痛或小腹下痛皆爲疝或假物成形爲瘕。及一切血濇氣滯而痛。皆宜此伐肝泄氣以行血。利小便。肺氣降則治節行。水道調。益氣。治噫逆肺脹喘咳。皆壯火食氣之病。肺氣清降則愈。煩熱消渴。脾熱也。同甘草煎。下痢後重。泄氣行滯之功。目濇肝血不足。泄陽存陰之效。婦人胎產諸病。如四物芎歸升陰中之陽。此降陽中之陰。是陰陽屈伸之理也。腳氣腫痛。同甘草末白湯下。是脾虛肝乘。伐肝陽以補脾陰。風毒骨痛。同虎骨浸酒。至其治五淋。同檳榔。衄血咯血。同犀角。崩血腹痛帶下。炒同香付末。塩湯下。或加栢葉酒煎。經水不止。同香付熟艾。金瘡血出。熬黃爲末。酒下。并摻之。血痢必用。如建中湯補土瀉木是也。無非瀉肝陽以救陰。而血自止耳。若陽氣衰而腹痛滿急。補中益氣加之腎寒而小便不利。如真武湯苓姜朮付芍亦用之者。因精血亦傷也。桂枝湯用之者。表虛發熱實衛。尤須瀉經脈之邪熱也。桂枝合甘草、化陽以和衛。白芍合甘草、化陰則和營。兼滋陰以爲汗地。建中湯用之者。陽邪內陷而腹痛。培土尤須瀉風木以通經脈也。太陽變少陽脉弦故用之桂枝甘草湯去之者。誤汗而傷心之液。則心氣虛。欲補中扶陽。忌其苦瀉也。時說以白芍酸寒。監桂枝之發散。何以症因發汗過多。反減白芍。而不懼其太散乎。且酸收之物豈能破積消腫治血閉乎少有知者當自悟矣觀桂枝自明○陳修園曰白芍苦平破滯本瀉藥非補藥也同甘草則滋陰止痛同姜棗玉桂則和營衛溫經同朮則補脾同歸地則補血同川芎則瀉肝同川連則止痢同防風則發痘疹同桂姜則急收陽氣歸根于陰又爲補腎之品古人用芍或取其苦以泄甘或取其苦以制辛或取其攻利以行補藥之滯皆善用其瀉以爲補非以其補而用之也觀本經主治皆攻瀉之用故古法新產惡露未盡多

用之，裏虛下痢泄瀉悉減之。必不得已，酒炒焦用。又治虛痢（同參蓮升葛甘蓮扁滑麵）、腸風（同荆防芪地甘）、產後虛熱（同歸地牛七續味冬炮姜）、表虛自汗（同芪朮）、中惡腹痛（同陳藿甘木瓜）、脾濕腹痛（同四苓陳皮）、赤白帶下（同干姜熬黃研米飲下）、痘瘡血虛發痒（同白芷）。此瀉肝安脾之功。其一切血症用之者，血本于脾汁，脾陰虛而肝乘，瀉肝火即以救脾陰也。若血寒而用，則全憑溫熱佐使。生用攻下。醋炒入肝治血。酒浸蒸、升陽行經。酒炒焦則避泄滑。川椒同炒七次，可去土中之濕。

赤芍　本經止有芍藥並無赤白之分後人宗時珍及繆氏之說謂白者由木媾金而酸濇入氣分主收主補赤者由木歸火而有苦入血分主瀉主破因花有赤白根亦隨之頤則曰白芍根白赤根亦白須切片各以酒潤之覆蓋一宿白者仍白味酸赤者轉赤味苦吾嘗依法試之同一根而有變赤者有不變者以口嘗之味俱極苦而後帶微濇故劉潛江曰赤白雖分究不甚異張隱菴高世栻曰赤芍白芍花異根同今藥肆中一種赤芍不知何物

瘍醬見醬多用之爲害殊甚又或于白芍中尋取近赤者用之皆拘于白氣赤血而過爲細分耳不知血原于水成于火火卽氣之靈白者媾金由氣以致血卽經所謂毛脉合精也（心主脉肺主皮毛肺液入心則金得火而化血）赤者歸火由血以致氣蓋肝藏血爲出地之少陽歸于脾絡于胃其由陰出陽必得火苦之氣乃能合于膻中以布心肺胃之天氣而下濟是陰隨陽升血生而氣亦長經所謂至陰虛天氣絕者此也白芍芽于冬長于春莖皆赤是陰得微陽以

出地也其苦而微濇者正出地之陽仍不離乎陰也若陽離陰以暴出則氣化危矣故曰曲直作酸伸而仍屈乃木氣歸根之妙理其花赤而根白者氣原于水火統于金爲血生之初也其味苦而帶濇者血原于水成于火而藏于肝也金無火不能生血非苦濇下行則血上溢故宗奭曰芍藥單葉紅花者佳正有合于本經無分赤白皆得以苦瀉爲補也安得以白爲酸斂哉

牡丹皮　氣寒清腎與小腸膀胱之熱故腎氣丸用之功勝黃栢

色紅味辛而香。能開發陷伏之邪。凡熱伏血中相火勝。腎無汗骨蒸。腎熱則骨蒸。心熱則汗液涸。自汗者勿用。恐其走散津液也。以爲要藥。無毒。主寒熱。太陽寒水不足。不能制心火以固皮毛。則邪風中人血脉。而火陷陰中。致火鬱則寒。火發則熱。中風瘛瘲驚癇。邪氣。風火相搏而害其筋。則瘛瘲。痰隨火逆而亂神魂。則驚癇。丹皮本水氣以制心火。本金氣以平血脉之風。故治除腸胃癥堅瘀血。風火結于血中。則經脉之血不能滌灌于絡脉。遂留舍于腸胃。瘀積癥堅。丹皮寒除熱。辛散結。熱結去血自行。非其能破瘀也。安五臟。臟藏陰者也。肺爲之長。肺陰足則臟俱安。療癰瘡。心火降。營血通行于太陽所主之皮毛也。通關湊經脉。結散則血脉通調。治血熱吐衄經滯瀝血腰痛。皆血因熱鬱。風痺血熱化風。神志不足。心血熱則元神不主。腎精傷則志爲火擾。故補心丹用之。瀉陰胞中火。胞絡系于腎。胞脉屬于心。乃男藏精女藏血之所。爲衝任督之所起。肺親心火則氣化爲血。心氣入腎。腎上承肺氣則血化爲精。清肺腎以制心。使水火金相交而精血盈。則胞安。故六味用之。排膿消撲損瘀血。同盲虫末酒下。婦人經滯惡血。同于漆炭水煎服。金瘡內漏中蠱毒。俱爲末水服。癲疝氣脹偏墜。同防風末酒下。血熱齒痛。入清胃散。解毒化斑。同犀地芍名犀角地黃湯。痘瘡瘀滯。痘疹初起勿用。恐散血而根脚濶也。婦人妊娠。及血崩。并經行過期。不凈屬虛寒者忌之。酒拌蒸。

按牡丹種類不一。其千葉容瓣者。止供玩賞。惟單葉單瓣野生者。取其根皮入藥。此物冬芽、春葉、三月開花。五色俱有。結子黑色。止用紅白花者。其根皮紅內白。具心火之色。兼金水相生之氣。味榮于木旺之時。故能入心肝血分。通經脉以行留滯。本經主治皆肝心血氣留滯之疾。留滯去。五臟自安。其除熱通經之功。近白芍。但芍苦而瀉。此辛而散。

木香　一莖五枝。一枝五葉。一葉五節。（土數）、色黃臭香。氣味辛溫。能達肝脾之氣。上至于肺。又苦能降氣。

入地，是升降諸氣，使上下相通，為三焦氣分藥也。無毒，主邪氣，香以正之，辛溫以散之，則陰寒留着之邪氣自除。辟毒疫瘟鬼，陽從地升，復從天降，則太空光明，而天地鬱塞之氣自消。強志，腎藏志，神所存也，魂魄既辛溫通達，則志亦靜而明。主淋露，胃陽升則氣化出，肺陽降則治節行，故水道調。同沒藥，當歸末，荊棘心汁為丸，鹽湯下，治尿濁如精狀。久服不夢寤魘寐，陽氣清明則寤中無夢，陰氣四散則寐中無魘。治一切氣痛，苦泄上焦肺氣，香運中焦脾氣，溫達肝之鬱氣，辛散下焦大腸之滯氣，行膀胱之化氣。但辛溫升達，惟氣鬱不達由于冷滯者宜之，若陰火沖上者，反助火邪，當君以知柏方可。九種心痛，同炒皂角為丸湯下。陽衰氣脹懶食，同訶子蜜丸，酒下，有熱，牛乳下。內鈞腹痛，同乳沒水煎服。膀胱小腸

冷疝。酒煮日飲。氣滯腰痛。同乳香酒蒸飲。血氣心痛。同延胡。耳內
痛。以葱黃染鵝脂點末。納耳中。嘔逆反胃霍亂下痢。皆氣滯病同黃連白
芍。惟身熱嘔逆口渴者勿用。安胎。氣順則安。除冷痰痃癖癥塊。升降不息。
則留滯皆化。非以其破也。氣冲煩悶衝豚為病逆氣裏急腸風
下血。同川連入猪腸內煮爛為丸。胃熱風濕陰腫。同枳殼炙甘煎。天行
赤黑斑蛇虺傷。俱水煎服。潰瘡傷風臭敗不斂。同川連檳榔末
油搽。陰與腋濕臭。醋浸研敷。牙痛。同射指之塩湯漱之。殺虫。同牽牛雷丸檳
榔。生用理氣。同橘皮砂仁白叩紫蘇調一切氣不
通順及冷氣攻痛、作泄、大怒後氣逆胸脇脹痛煨

熟。健脾寔腸止瀉。。但香燥。肺虛有熱。元氣虛脫。
及陰虛血枯人忌之。番舶上來。淡黃。形如枯骨
味苦粘牙者良。若皮黑臭腥味鹹者番白芷僞充
也。勿用。原名青木香。後人以馬兜鈴根名青木
香。故改呼此爲廣木香

甘松香根　甘溫無毒。香升而竄。醒脾胃以開氣鬱。
主惡氣。卒心腹痛滿。風疳。虫牙。同膩粉芦薈末。炒猪腰點貼。有涎吐
出。腎虛止痛。同硫黃末。泡湯漱。脚氣膝腫。煎洗。面䵟。同黑丑香附末
日用洗面。熏癆瘵。同元參燒。得白芷附子良。海藏曰。兼理元

氣。同桑寄地苓治尿血是陰辛元氣流行也。

山柰即山辣三柰 辛溫無毒。香入脾胃。煖中正氣。辟瘴癘惡氣。治心腹冷痛。同丁香歸甘丸酒下寒濕霍亂。風虫牙痛。同甘松花椒食塩入肥皂內面包煨紅研擦面上雀班。同鷹屎佗僧蓖蔴子研乳汁開搽去頭屑。同甘松零香樟腦滑石研夜擦日篦。

杜衡即杜若一名山姜 葉似姜有文理。根似良姜而細。生紫花無子。辛香而溫。無毒。主胸脇胃冷氣逆腹痛。明目。去皮間腦戸風痛眩暈。

高良姜 辛熱。主升散結滯。苦又主降。能壯心肺之陽以升降脾胃無毒治胃寒噫逆胃司升降之樞喜燥同干姜橘皮霍亂炒焦酒煮或煎取水煮粥反胃同大棗煎冷服脚氣欲吐水煎服胃脘痛酒洗同醋洗香付研因寒者姜二付一因怒者付二姜一以米飲姜汁盐少許煎水下心脾冷痛用四兩分四分各以陳米東壁土巴豆斑蝥同炒取姜再同吴萸酒炒為末糊打為丸或加五靈醋湯下有痰陳皮湯下脾虛寒瘧寒多熱少以麻油炒同炮姜等分猪胆汁和丸酒下甚效以寒發于胆用胆汁引入胆也自卒赤頭痛為末吹鼻風牙痛腫同全蝎末摻之盐湯漱甚效風冷痺痛土以和風而莫以冷風而傷冷癖止痢解酒消冷食治口臭同草叩煎飲炒用出嶺南高州寒疝及產後寒瘀小腹痛每加用之

紅豆蔻即其子也辛温温肺散寒醒脾燥濕消食解酒止腸虚水瀉止痢去寒濕反胃腹痛補命門火故正元丹用之但動火傷目致衄不宜久服

東壁土炒用

草豆蔻　辛散外寒温淡而香大温中土味又先苦故燥濕凡寒冷食滯及寒痰濕鬱而成病者宜之無毒主嘔吐健脾消食冷氣脹滿短氣泄瀉虚弱不食同川瓜烏梅益智麥牙炙草生姜痰飲積聚噎膈霍亂煩渴同川連烏豆生姜及客寒侵而心胃痛腹痛腰痛著痺瘧

瘀。但耗氣傷肺、損目。陰虛血燥人忌之。產于閩。如大龍眼。形圓殼黃白、薄有稜。仁如砂仁。亦名草菓。其實形用與草果畧別。麵裹煨熟。取仁用。忌鐵。一種小的。如白叩。市人以之僞充白叩。然味苦。功同草叩。

草菓仁亦名豆蔻　辛溫芳烈。無毒。其散寒。破滯燥濕。健脾開胃。功同草蔻。尤善消冷食停痰。破瘴治瘧。凡氣虛瘴瘧。或熱少寒多。或虛熱不寒。或单寒。同附子姜棗煎。寒熱瘴瘧。合常山知母。取草菓一陽以治太陰之寒。知母一陰以治陽明之熱。脾腎虛寒。泄瀉。以小茴炒。合故紙水炒吳萸萸肉水炒盧巴酒糊丸。塩水下。赤白帶下。連皮同乳香面包煨焦黃。連面研。米飲下。水腫滯下。由于寒濕鬱滯者。均宜。又治口臭酒麵魚肉諸濕毒。故食料用之。烟瘴更宜。但功甾消導。助脾熱耗氣。必兼補益而用。若濕熱傷暑。尿赤口干。及瘧非寒瘴。忌之。　產滇廣。大如訶子。微長銳。殼厚黑而皺。去殼生用。亦有煨炒者。　草叩甾入脾胃。散中土之冷食寒濕。草菓則深入膜原。提散瘴癘之外寒內陷。

白豆蔻　氣大温而香。以達木火之滯。氣味辛而涼。

陽中之少陰。又由升散而降收金氣。故能流行三焦。消磨水穀。以下氣。無毒。治肺胃冷積。吐逆反胃。同土炒倉米及砂仁丁香末姜汁和丸。惡心欲吐。生嚼或研末酒下。小兒吐乳。同砂仁炙甘生甘末。摻口。產後呃逆。同丁香末。桃仁湯下。中酒嘔吐。同木瓜五味扁豆陳皮。寒痰作吐。同二陳姜朮。上焦氣滯。同陳藿木香。秋瘧少食。同參朮陳姜。使三焦行。營衛轉症自平。白睛生瞖。天寒則陰雲四起。金瞖則不明。同陳朮蒺決木賊蒙花甘菊菊精。目外眥紅筋。太陽風寒也。用少許。寬膈解酒。○按此味辛溫而又凉。能和寒熱之氣。故升陽劑中。降收劑中。與寒熱互用之劑。皆可用之佐入血藥又能通潤二腸使氣行血自潤不論血寒血熱俱可于寒熱方中少佐之以行其升降故海藏謂其理脾胃元氣補肺氣收脫氣番船者艮忌見火去殼膜用留膜令人膈滿凡草叩草菓砂仁皆然

縮砂蔤仁（即砂） 陽春所産先辛酸而鹹次微苦苦盡則甘淡是由水木生火歸土得辛散辛潤之氣以暢達土化（水火者氣之元也其樞屬中土故腎味鹹脾味亦鹹鹹者水氣土之原也火苦土之生木酸土之用金辛土之化合五行中和之氣以宜土化也）故能升能降爲

行氣散結溫中和脾開胃之妙品功超行氣諸味亦不同于他品之補火生土也且花實在根仁粒列八膈包裹味又兼澁有退藏收斂之意故能理脾腎之氣歸宿丹田故地黃用之同蒸取其達下無毒虛勞冷滑瀉痢陽虛作勞則土氣益耗為末拌羊肝焙干同姜付朴陳皮丸吐瀉不食澁能止瀉同參苓陳甘藿芍宿食不消腹虛寒痛大便下血為末米飲頻服小兒脫肛入猪腰內煑食次服白凡丸身與前陰腫滿同土狗等分研酒下痰氣膈脹以蘿蔔汁浸焙研白湯下火衰或跌墜胎動及子癎昏冒連殼炒黑研米飲或酒下血崩方同上霍亂轉筋同藿橘木瓜干霍亂炒一一兩入塩三錢

研滾湯冷服熱擁咽痛。壳為末水服齒痛。常嚼之口瘡。壳煅擦之欬逆。炒同生姜杵熱酒下魚骨哽。同甘草末綿包含嚥誤吞金銀諸物。煎湯飲快氣之功解食毒噎膈郄痛去飲鎮驚癎下奔豚。能升能降之功。得人參益智運脾。得黃柏茯苓入腎。得赤白石脂入大小腸。　土產者溫燥耗氣不能入腎。去壳署炒吹去衣研。用孕婦氣虛勿多服恐致難產。

益智仁　溫而香達肝以開脾鬱。辛散肺寒開結而潤下。苦益心火以堅腎。無毒。主遺精虛漏溫能固苦能堅小便頻數餘瀝。肺寒不收則注節失司。鹽炒同台烏山藥糊丸或同鹽炒山萸人參五味鹽湯下。尿滑白濁。同茯神末。白湯下。赤濁加遠志酒糊丸。姜湯下。腹滿加厚朴姜益氣安神。肺緩則氣生。氣溫神亦定。補不足。治手足三陰之陽氣不足。利三焦。調諸氣。君相火足則三焦無滯。真氣與谷氣并充周身。凡脹滿積聚膈噎痞痺脇痛等証皆除。揖涎唾。胃腎冷則火溢化陰之濁留陰之濇。全賴火以揖水。同參陳苓半車前立效。止氣逆。同藿蘇子枇杷橘皮木瓜。胃冷吐瀉。同參姜藿橘。冷氣腹痛。火足則土生。氣宜則滯化。血崩。爲末米飲入鹽下。漏胎下血。同砂仁爲末白湯下。功能揖水健脾。故名益智。脾主智也。同甘草研舐之。去口臭。去殼炒。或鹽水炒研用。原出交趾。

今嶺南多有形如棗核。君相火衰忽泄不止。濃煎飲。

蓽茇 辛散胃大腸之浮熱。溫達肝安胃。下氣。爲頭風痛鼻淵要藥。俱爲末吹鼻。無毒。補腰脚。殺腥氣。消食。除胃冷陰疝霍亂吐瀉。同良姜干姜玉桂糊丸姜湯下。冷痰惡心。爲末米湯下。心痛口流清水。同姜汁炒川朴入鯽魚肉爲丸米飲下。風虫牙痛。同木鱉仁吹鼻同胡椒蠟爲丸塞鼻或爲末揩之。婦人血氣痛或下血經不調。塩炒同炒蒲黄蜜丸酒下。瘴氣成塊。同生軍末大射蜜丸酒下。臟腑虛冷腸鳴。同參桂姜訶子。但辛熱耗散走泄眞氣不宜多用。醋浸去皮子。免傷肺上氣。

肉豆蔻即肉菓 氣溫。達肝。味苦辛而涼。火中金氣。合肺氣下歸於胃大腸。而能運能收。金本于火。則降而能運。火終于金。則運而能收。經曰魄門為五臟使。言肺氣下歸而收攝也。世人以為濇者陋也。無毒。主溫中下氣。消皮外絡中氣。豈濇者亦能消氣乎。開胃消食解酒。善運之功。煖脾。止瀉。止痢。醋調麵包煨。連麵研入炒米粉為丸。老人虛瀉。加乳香。久瀉腸滑。加付子粟殼。醋糊丸。同參陳砂藿麥芽曲。為開胃消食止瀉上品。除冷痰。同半夏木香。積冷心腹脹痛。霍亂反胃。中惡吐沫。為末。白湯下。小兒吐乳冷瀉。同乳香以姜汁炒為丸。米飲下。同參。吳味。故紙。治腎泄。

及冷瀉黑錫丹用之以治上盛下虛諸逆上冲元陽上浮而頭痛皆取肺氣之降收以歸元也又治水腫虫痛則善運秋金之氣也得川連木香治氣虛濕熱痢　出嶺南似草蔻外有皺紋內有斑紋如檳榔去殼糯米粉或麵包煨熟去油用忌鐵

補骨脂 即破故紙 色黑形如腎大溫苦辛爲火中之金能收斂神明使心胞之火與命門之火交通火降水中則陰得陽以化精而骨中脂充故名無毒主五勞七傷下元久冷一切風虛 五藏化薄則五氣消亡五形离決而

為勞為極為痺。由是食憂飲房飢經絡營衛七者俱傷。營衛陽傷則風易入而病冷。皆損先後二天眞氣而成。此入腎壯陽以生土。使後天與先天相續。腐水谷而化精微。所謂勞者溫之也。又風者出地之陽。陰中陽虛。則化為冷風。○酒浸晒干。以黑芝蔴和炒至聲絕。去芝蔴。醋糊丸。酒鹽湯下。**骨髓傷敗**。手足沉重。氣盛則精充而益形。同胡桃乳香沒藥沉香。蜜丸。鹽湯酒任下。**腎冷精流**。○青鹽等分。同茴香鹽炒。酒糊丸。以研米飲下。**尿多**。鹽湯及米煨豬腰湯下。**婦人血氣**。○溫肺益氣則津液之化源足。而血脫氣陷可除。**固胎**。胎藉脾氣以長。肺腎氣以舉胎。脾虛有火。以苓术安之。藏寒則同桃胡以溫固。**治腰膝冷痛**。酒炒。同姜汁炒杜仲胡桃。以蒜膏為丸。酒醋任下。名青娥丸。**囊濕**。**諸冷痺痛**。○氣生精。精生形。形歸器。囊骨皆腎器也。**脾腎虛瀉**。腎為二便之關。火不生土。則腸鳴腹脹。五更作瀉。以此補腎合玉蔻棗肉以補脾名二神。再合五味吳茰以收之名四神或更加木香以運之功尤捷。水瀉久痢。同粟殼蜜丸。姜棗湯下。腎虛牙痛。同青塩炒研擦。瘀血腰痛。同茴香桂研熱酒下氣行則血活痛止。玉莖不痿精滑而痛。名腎漏同韭子研水煎服日三次。引火納氣。君相交通而功在補髓使血歸氣氣統于肺而下藏于腎。同茯苓以酒化沒藥為丸服至老不衰以故紙壯陽。返精苓定心。沒藥養血也。又唐鄭相國方故芷酒蒸十兩胡桃去衣廿兩酒客調服益氣明目。水得火運則化氣補髓生神。交通君相則火生神而神志內斂。以胡桃屬木入心潤燥養血故紙屬火入命門故脫生氣交通心腎。有木火相生。氣血合化之妙。　經曰。水精爲志。火精爲神。志者骨之主。髓者骨之充。是志爲骨髓之用。而神更爲志之先。以裕水化。必火精靜斂而後水精充盈。是水火原同宮。而神志乃相應。知此可曉故紙之功矣。　出南番。補腎用童便或乳浸、或塩水浸炒。止泄酒浸蒸。或麵炒。一法以塩水杜仲水、黃栢水、或生地水、三製故紙。合魚膠、蛤粉炒爲末。胡桃油、蜜丸。治老人陽虛及腎冷無子。然世有腎陰虛冷者。忌用。即腎氣虛冷。由于腎陰虛者。

亦當酌主輔。忌蕓薹羊肉猪血。

薑黄　苦益火生氣，辛溫達火化氣。氣生化則津液行於三陰三陽，清者注於肺，濁者注於經，溜於海，而血自行。血藉氣行。是理氣散結而兼泄血也。辛通散，苦降泄。無毒。主心腹心肺之分結積，氣寒則血濇結而成積。疰忤，寒濕內疰，與性相忤，苦辛散之。下氣破血，苦降泄也。除風熱，風鬱之熱，辛以散之。消癰腫，氣行血活，自不逆于肌肉。治癥瘕血塊，經閉撲損，產後血痛。同桂末酒下。功力烈於鬱金。乙金苦寒入心而治血，姜黄辛香入脾于氣中治敗血攻心，莪术色青入肝亦治氣中血，故化血更速。治冷氣心腹脹痛，小兒腹

痛啼哭吐乳便青冷汗若驚搐同乳没蜜丸鈎藤湯下風寒
濕氣臂痛三痹湯用之若血虚臂痛非因氣血滯者忌得歸地牛七延
胡王桂治一切積血腹痛同玉桂醋下治心寒痛
一女子感寒服五積散凡頭身腰腿臂痛皆愈
惟背重痛不應後以姜黄甘术姜活而痊因背為
胸中之府為太陽常獨靜陰邪常客之故陰寒不
論自外入自內生多踞于背此味達上焦胸中之
陽凡痞滿喘噎胃脘肩臂寒痛皆治不徒以治血
見長也　川産者色黄嫩有鬚折之中空有眼切

之分為兩片者。名片子姜黃。忌見火。（恐去其辛也。）生江
廣者質粗形扁。如干姜。耗氣而無治療之功。
欝金　稟水之寒氣（入腎、小腸。）金火苦辛之味。（入心、肺。）金中
孕水。得火而化。故能開欝氣。降逆氣。破血積。（心血周流。
每藉肺氣之暢。）治吐血、衄血、唾血、血腥、血淋、尿血。（皆惡血內滯之
病。）產後敗血冲心。及宿血心痛。婦人經逆。（或怒氣傷肝。吐
血。）俱宜同降香為末。以韭汁、姜汁、童便下。或加歸
地。痰中帶血。加竹瀝。此皆血熱阻氣。氣降則火降
而血下。乃血分之氣藥。若陰虛火炎致
逆。非因氣分拂逆。肝氣不平所致。勿用。驚憂痰血
入心而致癲狂。乙金四兩。明凡一兩。米糊丸。朱砂
為衣。名白金丸。以其入心去痰破

血兼安神也。痘毒入心。用一兩以生甘二錢半煮乾。去甘焙。研末。氷片五分每用一錢
加入生猪血五七滴新汲水下。治癍痘始有白泡忽搐入腹紫黑無膿者。下蠱毒。初中其毒
胸膈腹痛同升蔴末米飲下。止金瘡血。生肌。瘡口熱則腐爛血流。苦寒之品為末
外治佳。厥心氣痛。同姜附醋糊丸硃砂為衣男酒女醋下。吐衄血。為末并水
下。胃熱痛下血。同牛黃皂角子末醋漿水煎服。風痰壅滯。五倍蔾芦末。溫
漿水下。解砒毒。同蜜冷水下。痔腫。水調末搽。耳內痛。水調末傾入。卽傾出
又同葱白煎服。止尿血。燒存性醋下。治産後敗血
冲心。塗乳上。止自汗。
按古人以鬱金合秬黍香草釀酒為鬱鬯欲其陰

達九淵陽徹九天以降神故之頤謂條暢上下非純陰之品所以寒水上厥心氣痛亦用之且上而頭目下而二便皆治非以其能升能降乎若内外色黃皮起細横紋折之中空其氣烈而不香者片子姜黃也　出川廣尖圓如蟬肚外黃内赤微香味苦帶甘置生雞血中化成水者眞但香雖能暢氣究屬苦寒降火以降氣若非瘀血阻氣而氣滞誤用則有血脱之患　磨汁或末調更效　又同香付甘草水酒煎服治血熱入胃胃痛引兩脇并

背難忍。

蓬莪蒁即廣茂色黑。氣溫。入肝經血分。味苦辛。火金之味。香烈利竅。故入心肺以破氣中之血。苦泄辛散。溫則通行。無毒。主一切積聚冷氣。醋煮調木香末服。心腹諸痛。或客邪或中惡鬼疰氣血壅滯所致。炒研酒下。霍亂吐酸水。飲食不消。行氣之九。通經消瘀。婦人血氣遊走作痛。同乾漆末。酒下。腰痛核桃酒下。肝經聚血。跌撲損痛下血。及內損惡血氣短不接。是血泣氣中血行氣自暢。同川練煅蓬砂研。酒或塩湯下。兼治尿赤滑泄。上氣喘急。酒煎。男子奔豚。痃癖。皆腎積在小腹至心下。小腸氣痛。研葱酒下。小兒盤腸內鈎。

以阿魏水化浸一日夜焙研紫蘇湯下。婦人癥瘕。飲食停積。同六君稜芽木香內叩。初生吐乳。入鹽乳煎和牛黃服。心脾滯痛。食醒脾藥反脹。麵包煨研酒醋煎。渾身燎泡。如棠梨。泡破水出。內有石片。泡復生抽盡肌肉不可治矣同三稜末酒連進。辛溫香烈。本走氣。因色青黑。入血。故凡血結窒於氣中。或氣滯而致血停。雖未至結。皆宜此從氣入以破血。但破泄太過。須君補脾胃之品。使氣旺而積乃磨。根如生姜。蓮在根下。色青黑似卵不齊。醋炒入肝。火煨、酒炒入心脾。羊血、或雞血拌炒。配入四物。則調經。

荆三稜　苦平。金火氣味。治血。金親火則血生。因色白入氣。故治血中所壅之氣。是從決血以破血中之氣。治老塊堅積惡血血暈。昔有人以癥瘕死。後人剖視得病塊如石。遇三稜而化。足見其削堅之能。故熬膏酒服。治癥瘕鼓脹。同陳皮、青皮、木香、梹榔、玉叩。糊丸。姜下。治痃癖氣塊。或加大黃。然非有老塊未可遽用。調經墮胎。止心腹膈痛胸滿。同莪朮、青皮、陳倉米俱醋浸過。入巴豆炒。去豆為丸。米湯下。反胃。同丁香研。水下。通乳。煎汁洗奶。治瘡腫硬。色黃體重似鯽魚而小者良。醋浸炒或麵裹煨。又經閉痛并產後一切血結。入四物。加桂、膝、延胡、紅花、青皮、靈脂。消食積。同參、橘、青、砂、查、芽、玉叩、川連。一切堅積。同參、桂、莪、延、蟅青皮香付別甲治心積。脈沉而芤。名伏梁。同六君根朴三稜。

香附 即莎草根

先辛甘後苦而微寒。微寒即秋之平氣。無毒。甘而苦。是土中有火。出土之陽。乃陰中之少陽。故入心脾及少陽三焦火府。通行經脈之氣。辛苦微寒。又由陽入陰。由肺氣入心生血。令血無病。則三焦之氣不致化火。故為血中之氣藥。舒經絡。宣氣解六鬱。除胸膈熱。充皮毛。痰火氣血濕食六鬱則上焦熱滯傷陰傷血而皮毛焦。辛達氣。苦寒和血。則鬱熱解。皮毛自充。長鬚眉。生血之功。久服令人益氣。火不食氣而調達即益。治霍亂吐逆。飲食積聚。痰飲

痞滿。血生氣和則脾胃無邪火之擾。同皂莢水浸半夏一兩、白凡五錢，姜汁麵糊丸，姜湯下。**升降一切氣**。血中氣行則血得氣運，氣得血和。凡怒而氣上，驚而氣亂，及火傷氣結者，得苦平以降之。節恐而氣下，喜而氣緩，悲而氣消，勞而氣耗。一切虛怯挾滯者亦同補益以收功，以其辛香升達，陰中有陽也。不知者乃謂其耗氣爍血，陋矣。同砂仁、炙甘治一切氣滯，加沉香治痞脹噫酸，并辟瘴。**心腹痛**。同台烏、炒甘草，蒄湯下。**心鬲痛**。醋浸略炒，同良姜以酒浸洗七次略炒，分研收貯。因寒者，付二姜一；因氣者，付二姜一。炒。**少腹痛**。并血氣痛，以蘄艾醋煮去艾，為丸。**痃癖疼痛**。同南星，姜汁丸。**小腸疝脹**。末，以海藻煎酒下。**腰痛**。姜汁浸炒黃研，入鹽揩牙數次。**血崩下血**。童便炒透，合椵木耳存性為末，酒醋米飲任下，屢驗。**氣鬱吐血**。同茯苓末，童便下。**肺破咯血**。末，米飲下。**尿血**。煎服後又服地榆湯。血淋。同陳皮赤茯。諸下血。酒醋製加百草霜射香、秫米糊丸米飲下。血氣刺痛。同荔核炭研米飲下。○觀諸血症皆用之何云燎血。交心腎。心血少不下交。腎氣衰不上交。營衛不利。致多驚痞寒。少食遺精滋補無效者每一斤同茯神四兩炙草蜜丸或同桂心蕪萸蜜丸及浸酒飲。治心中客熱膀胱連脇下氣阻心忪不樂。開胃煖臟、同姜鹽煎。酒腫虛腫。醋糊丸米飲下。血熱上逆。同酒炒黑大黃。偏正頭痛、熱上攻者水煮淡蜜丸醋下。風寒、加烏頭炙草葱茶下。血衰頭暈。同茯苓炙草橘紅。妊娠惡阻頭風睛痛。俱同藿香炙草鹽下。肝虛睛痛冷淚。同枯草。耳卒聾。同萊菔子。聤耳出汁。綿包送入。各牙痛。同艾煎漱又爲末擦。牢牙去風。炒存性加青鹽生姜擦。久消渴。同茯苓末陳米飲下。安胎。末紫

蘇湯下同砂仁炙草服一月則易產赤白帶。同赤芍塩水下血暈狂言。同生姜棗

婦人經不調腹脇脹痛心怔頭暈惡心墮胎一切

百病。每斤分四分以童便塩酒醋分製入熟艾四兩糊丸醋酒任下瘦人加芩澤氣虛加四君血虛加四物癥積加蚕砂莪术歸身癰疽瘡瘍。皆氣凝血滯所致姜汁浸研白湯下初起潰後作茶俱佳。蜈蚣咬。塗之腎氣脚氣。寒濕傷氣而病於血非辛寒而苦不治。

時氣寒氣疫。香能正氣去毛生用上行胸膈外達皮

毛。熟則下走肝腎徹腰足。炒黑止血。童便浸炒入

血補虛。塩水及蜜炒潤血燥。青塩炒益腎。酒炒行

經絡。醋炒斂肝止痛消積。姜汁炒化痰飲。稻草同

煮則不苦。同川芎蒼朮解鬱。同梔連降火。同茴香故紙引氣歸元。同艾治血援子宮。老人血枯。惟氣是資。得此引血藥至氣分以生血。則氣日充形日固。忌鐵。

茉莉花　辛熱無毒。去積寒虛熱疽瘡毒瘤。蒸油澤頭長髮。作面脂潤燥香肌。入茶茗亦佳。小者名素馨。功同。根熱毒。酒磨一寸服。昏迷一日。二寸二日。三寸三日。凡接骨用之。則不知痛。

排草香根　辛溫無毒。辟臭去邪惡氣。燒之治鬼魅。

時疫。同土薑芥子煎浴治風瘡佳。

藿香　氣微温、初春木氣達肝膽。味辛甘而香。又宣肺以調暢脾胃。故温中快氣。同香付升降諸氣。開胃進食。火者氣之本。出于地亦藏于地。甘温辛通則火歸宿土中。而金亦宣化于土。故胃氣行。止霍亂吐瀉。脾胃行氣于三陰三陽。肝又為升降之使。肺受邪不能宣化于土。則土木相忤。陰陽亂而升降失正。氣通則逆亂除。同砂仁陳皮煎服。暑月吐瀉同滑石丁香研米泔下。心腹痛。亦肺脾氣亂耳。主風水毒腫。風氣通于肝。温則散。水濕毒歸脾。甘温可除。去惡氣。香能正氣。補肺。入順氣烏葯散。補脾。入北芪四君。肺虛有寒、上焦鬱熱。外寒鬱。或七情飲食內鬱成熱。皆各隨泄散補益而加此以定亂。胎動吐酸。同香付甘草末。鹽湯下。酒毒口臭。煎湯漱。下蠱毒貼冷露瘡爛同細茶燒灰開油。又同參陳砂仁苓木瓜治霍亂吐瀉轉筋　同苓夏治風水毒腫。同木沉乳香砂仁治中惡腹痛。同參姜木丁香蘇葉治暴中寒吐逆。出交廣方莖有節。揉之如茴香者眞。如薄荷者僞。

零陵香即薰香　甘香辛溫。上達。無毒。明目止淚。去臭惡。風冲心。心腹痛頭旋。同藿香香付末茶下。日三。傷寒下痢同歸連狐惑食肛。同黃連酸漿浸一宿煎服。鼻塞同羊髓熬膏擦背。鼻瘜單用嗃之頭白屑。同白芷煎。入雞子白敷。牙痛煎漱牙疳同炒蓽麦末摻夢遺。同參朮地芎神甘桂斷産。酒服一兩。一年停孕。香散血也。五色諸痢鹽酒浸半月。炒乾一兩。入木香錢半，裡急者，冷水下錢半。通了二三次，以米飲下止之。忌生梨。傷寒頭痛氣逆。多服耗氣，令人喘。得酒良。酒煎治血氣腹脹。得升麻、細辛治牙腫。浸油飾頭，令體香。

香薷 別錄 氣微溫。稟初春氣，入肝以散營衛之凝結。味辛。得金味，助肺以理清化。又甘而香，是暢脾胃，宣肺鬱，以調營衛，所謂藏眞高於肺以行營衛陰陽也。為解表利水之要藥。無毒。氣味俱升。但苗于四月，花于九月，是生于火土，成于金水，陽中之陰物也。主霍亂腹痛吐下。濕熱傷肺，則金鬱而失其清化。凡胃中遊溢上輸之陰氣，不能通調下降，則上焦清濁相干，亂于胸中，而諸症作。此能散金鬱。散水腫。肺主皮毛汗孔，為水道上源。又經曰藏眞高于肺以行營衛金鬱則汗孔閉水道藏眞皆失將行故水聚辛温解表得金水之氣以利水則金鬱可泄。**傷暑無汗**中熱有汗宜白虎淸暑等方若無汗或有汗而惡風爲外傷暑風暑必兼濕無濕則爲乾熱非暑也香薷功耑利水古人極言其治水甚捷亦兼徹表故又借以治暑因治暑必兼利濕也後人竟以**止衄吐血**爲治暑耑藥而此外用之寥寥惜哉。藏眞理營衛調肝血藏矣。**暑瘧**發于夏秋之交兼見霍亂吐泄等症皆伏暑而然。**脚氣**亦濕熱病。**口氣**煎湯含漱**陳者勝取汗熱服或酒調末服治水冷服。熬爲膏合白朮丸米飲下或胃苓湯呑治水腫脉沉大沉主水大主虛虛而胃風名曰風水久病加**

參瓜苓橘芍。以尿利爲度。同乙金調達營衛之頤曰凡水病本風本寒本虛本寔本營衛飲食不調皆宜加香薷。肘後治舌出血如鑽孔聖惠治衄。外臺方治吐血如涌李仲南治髮遲方皆用香薷。

薄荷 唐本 氣温。生于抄春初夏入肝 味辛。無毒。得火氣以生而俱金味有轉夏爲秋之能故盧復謂氣温性涼摟肝氣清利肺熱。主賊風傷寒 賊風者中風也風爲陽而傷衛寒爲陰而傷營此味辛温佐温散以治風寒則金爲火用又性涼佐清解以治風熱更能達火發汗。與荆芥俱辛温而涼能引寒熱諸藥以之化入營衛佐寒降解邪而不傷脾涼本温也。惡氣。心腹脹滿。惡氣必從肝入，辛溫能散肝。霍亂。肺失清化，則陰陽交亂于胸中，清肺自愈。宿食不消。肝氣達則散精。下氣。肺脈貫心而行呼吸，辛潤肺涼清心，則金得心陰以紓陽，而肅降自正。煮汁服。芳香理脾，陽虛不耐暑者，合茗茶煎飲，則寒茶不損脾胃也。亦堪生食。清利頭目諸熱上壅化風。中風者下焦陰虛，元陽失守而致風也；頭目風熱者，上焦陰虛，陽無所依，熱化為風，或陽鬱化風也。三者皆陽之為患，清利則陽得陰依而下降。治頭暈痛，眼耳咽喉口鼻齒諸病。皆熱淫化風，壅塞上竅之症。風癲風癇昏冒。心陰無以育神，則熱化風而病癲；下陰虛而熱上壅，則病癇，皆歸于氣不清耳。風痰。風因熱化，痰因風涌。中風失音。痰阻舌本也。膚痒癮瘮瘡疥。風熱傷營血也。瘰癧。達肝之效。驚熱。心清則驚止，風散則熱除，故熱治小兒驚風，俱用之煎湯調。血痢。凉清心生血，辛散鬱去滯。薄荷虛人勿多服。疎表泄氣故。蘇產者良，莖燥，宜用葉。荷猫之酒。蜈蚣雞之酒。桑葚鳩之酒。被猫傷者，薄荷汁塗之。

同川芎、氷片、桔、甘、防、辛，蜜丸，茶清下，治風壅痰涎。頭目眩痛。項背拘倦。膚痒鼻塞。面上遊風如虫行。入含化丸。以之為君。治陰虛肺熱欬嗽，加生乾姜。治風寒咳嗽。耑為末丸。治風熱上壅。同皂莢取汁熬膏，合連翹、青陳皮、黑丑半生半炒，末，皂仁同搗丸。連翹湯下。治瘰癧結核。

荆芥　本經。氣温。味辛。無毒。得春升之氣。酉金之味。而辛中兼涼。是温升之中。具有涼降之用。故能由陰以達肝胆相火于上。即由陽以降肺陰于下。有陰陽合化之妙焉。主寒熱。邪客少陽。則寒熱往來。宜温以達風木之氣。鼠瘻瘰癧。生瘡。皆少陽火鬱也。辛能發相火之鬱。破結聚氣。飲食入胃。散精于肝。肝不散精則氣結而積聚。温以升達肝陽。則陰滯皆暢。下瘀血。肝藏血。血隨氣行。肝氣滯則血亦滯而爲瘀。温以達之。則陽暢陰中。而血脉通。辛涼降之。則陰和陽内。而血氣生矣。除濕疸。疸成于濕。辛入肺而調水道。水道通。則濕自降。治吐衄血。下血。血痢。血賴升以舉。賴降以歸。升而兼降。故治。婦人崩漏。及產後血虛勞風。血虛則肝熱化風。風動則血益燥而不行。因之崩漏經阻。或血不榮而筋骨煩疼。或熱盛而氣壅。滿或胸中之陽。無陰以依。又爲虛汗背脊痛名曰血風勞陽升而陰暢則風臟之血不病陰降而陽和則血臟之風不生其所以平風者皆凉降生血以除熱之力故凡風寒外鬱及七情內鬱致肝抑成熱而爲風皆可佐淸降以治之以風臟不離乎血血行風自滅也本經不言其治風但言下瘀主寒熱正以其和血也不知者乃以散風之味概視之則末矣華佗愈風散荊芥穗焙末酒調治中風口噤豆淋酒調服或童便調治血虛病風及崩漏　風藥多燥以竭陰而產後及失血汗後風症正此一味投之便有奇功于此可思

療風化熱結煩渴目黃風氣內傳肝抑爲熱之病陰陽合化則結熱除故淸龍散用之爲君

穗尤佳苗于春結穗于秋穗在巔善升得秋氣又善降

宜生用今人治血俱炒黑欲殺辛升也不知血以升舉而行失其辛溫則不能達變凉爲燥又不能降大謬

又按調血者必治肝以肝藏血血成于金水肝由

水中之陽。以升。復由金中之陰。以降也。此味專入肝以神升降故為血病致風之要藥

為末服。治產後衂血。以童便下。取其裕陰以和陽。治崩中中風口噤兼產後風噤迷悶及一切目疾。偏正頭痛目眩。以酒下。取其紓陰以達陽。同桃仁治產後血暈風虛昏冒喘加杏甘。燒存性。合射少許湯下。治產後痢去射陳皮湯下。治酒色太過。口鼻出血如涌。同槐花、治下血。同生地、治疥瘡。同犀梔翹芩滑石石膏防風、治中風以上皆治熱淫之風病。同川草烏蒼术石斛、名如聖

散治風寒外受而陽鬱者。於此可知寒熱之劑皆得用此味也。

紫蘇　本經氣微溫。稟春氣入肝。味辛得西方金味而色赤入肺以行血中之氣。無毒。氣味俱升陽也。主下氣。肺陽暢于上則治節行。殺穀除飲食。溫達肝而香和脾。則肝能散精而脾亦健運。辟口臭。香能勝臭。去邪毒辟惡氣。香爲天地正氣。正氣勝則邪惡散。久服通神明。氣爽則神清。除寒中。蘇葉藩于五六月。當大火之時。而得辛溫之味。火金合德則心肺合而營諸陽。而中州之脾亦溫輕身耐老。氣行則無病。達表解飢。肺氣行則宣發。和血。金火合德。則肺氣下降入心。而生血。寬胸膈。上焦氣行。止霍亂。天陽上布則地土皆敦而中焦不亂療脚氣。陽暢于極上。氣自歸于極下而壅瘀不留利大小腸、火爲金用。則毛脉合精行氣于府而下焦亦通。解魚蟹毒。蠱毒。定喘。氣下歸則喘定故亦治脚氣沖心。忌鯉魚。葉以兩面紫者良。

同陳皮、砂仁、行氣安胎。同藿香、台烏。溫中止痛。同香付、麻黃。發汗解肌。同芎、歸。和血散血。同木瓜、厚朴、散濕解暑。霍亂脚氣。同枳、桔。利膈寬腸。同杏仁、萊菔。消痰定喘。 同橘皮、酒煮。治感寒上氣。 生取汁飲。乾煮作飲。治乾霍亂。 同參、治欬逆短氣。

蘇子采于季秋。得金氣尤厚而善降。下氣尤速。葉和氣而散子和氣而降消痰定喘。止嗽。利膈寬腸潤心肺開鬱結。有蘇子降氣湯解散風氣宜用葉。表氣虛忌多服降利上下鬱結宜用子。腸滑肺虛者勿用。制方微炒酒浸飲順氣利腸。同艮羌陳皮蜜丸酒下。治冷濕風氣腰脚疼。干末米飲下。治休息痢。二便頻數。炒研細用大湯劑煎好加入。二三沸即傾。五月采葉九月采子。後時則無功。○蘇梗、下氣寬脹。○治噎膈反胃心痛。○功稍緩。○虛者宜之。○旁梗小枝通十二經關竅脉絡。○

雞蘇一名水蘇一名龍腦薄荷。氣微溫。○味辛。○無毒。○氣味同紫蘇但紫蘇溫勝于辛。葉背面皆紫。藩于五月。得火之旺氣功歸于暢氣。氣暢而血亦化也。水蘇辛勝于溫。葉面青。藩于七月得金之進氣。功歸于益血。血益而氣亦清也。故不同。**主下氣**。肺肅降以和火。使火歸宿水中。是氣得血而愈清也。○**惡氣**。辛香能辟。○**消穀**。肝能散精之效。**治吐衄血**。○**欬唾血下血。血淋。血痢。崩漏**。肝氣溫達。則能藏血而納于血海。况肺得清化以降。則木隨金下。升已而降。不致木火相煽而妄行。○**頭風目眩**。○**產後中風**。血少則肝陽不化而病風。理血以化氣。則風木自治。**口甜苦口臭喉腥邪熱諸病**。皆肺氣清化之效。

又按經云。傷肺者脾氣不守。胃氣不清。經氣不爲使。經脈傍絶。五藏漏泄。不衄則嘔。可知血病由于肝氣不升。更由于肺不肅降。徒以苦寒退血熱。何若此等金木合治之爲得哉。**方莖中虛。似蘇葉而微長密齒面皺。七月時收**。霜後采則氣味失。

蘭香　植之庭砌，二十步內卽聞香。俗名香草。又名辟汗香。（佩之能辟汗濕氣。）其子能去目瞖，故名瞖子草。芳香辛溫，入肺脾胃大腸，耑走氣道，故利水。（肺氣化則能出。）調肝和脾，消食殺虫毒，辟惡氣不祥。（辛香以散肺胃之鬱，則陰鬱之氣皆消。）止嘔逆、（功倍藿香。）脾癉。（肥甘留于脾，則口出甜水也。）消渴。（經曰：數食肥甘，傳爲消渴，治之以蘭，除陳氣也。故東垣生津飲用之。）牙疼口臭。（神功丸用之，無，以藿香代之。）除痰癖、（津液行則痰不生。）治癘風。（散肺胃濕熱虫毒也。）止反胃。（和蔗汁飲。）小兒鼻疳赤爛。（葉燒灰二錢，銅綠五分，輕粉少許，研敷。）久服益氣。綱目菜部有蘭香，名曰羅勒，其莖葉較蘭香稍粗大。形雖極類。而氣暈獨以嫩時可食。僅入菜部。不堪入藥。與此不同。其子治目瞖。及塵物入目。以三五粒入目中。殊无妨礙。少頃其子濕脹。與物并出。主暴赤眼後生瞖膜。以一粒入眥內。片時連膜俱出。小兒食肥甘口臭齒黑。名曰崩砂。漸至出血齒落齦爛。名曰潰槽。以子末輕粉各一錢。佗僧醋淬五錢。研勻敷之。內服甘露飲。立效。須三月棗生葉時種之。乃生。常以魚腥水、泥溝水、冷泥水澆之。則香而茂。着糞水則萎。其子大如蚤。而褐色不光。七月收之。種時防蟻。濕則有脂浮脹。須以浮炭末掩之。

澤蘭　氣温達肝以行營血。味甘和脾血。苦泄心熱。辛散肺鬱。無毒。養血破血。調經。產後血敗流于腰股。拘攣疼痛。搗汁酒浸温飲。頻產血氣衰。益肝肺以行營衛之功。以芎歸童便佐之。爲產科要藥。功勝于益母。通九竅。利關節。長肌肉。芳香舒脾之功。消癥瘕。除水腫面目四肢浮腫。同防已末，醋酒下。治產後水腫血虛浮腫。同已苓澤朮滑蠣車藶付子木通通草瞿麥，治水腫腎沉膀胱浮者。王金瘡癰腫瘡膿。散血之功。頭風目痛。辛温散浮熱。補而不滯。行而不峻。故同黑豆炒四物牛七母草靈脂治產後惡露作痛。冬月加桂。陰虛多火人加童便。產後百病。去五靈加人參別甲香付麥冬。肺滯去參。一名千里急又名石辣。祛風去瘀生新止血。

按澤蘭蘭草一類二種。俱生濕地。紫莖素枝赤節。綠葉葉兩兩對生。邊有細齒。但以莖圓節長葉光有岐氣濃濁者爲蘭草。即今之省頭草也。莖微方節短枝葉間有白毛者爲澤蘭。與今之蘭蕙不同。俗名孩兒菊。吳人呼爲香草。夏月採置髮中則髮不膩。浸油塗髮去垢香澤。故名澤蘭。以其達肝血故消腫破瘀且生水中莖虛而香能疏利經絡骨節濕熱故治水腫及乳婦內衄亦陽明經絡濕熱也蘭草氣寒味辛甘走氣分利水除痰汪訒菴曰今之山蘭葉行水消痰甚優是生于濕地者概屬澤蘭生于山者爲蘭草本經言澤蘭所以別乎山也然徐靈胎則甚言澤蘭治水濕之功俟考

蒟葉　辛温無毒下氣温中破痰散結氣袪風解瘴癘今人以之合檳榔食亦取其辛香破瘴耳　其子名蒟醬可以調羹亦蓽茇之類也　葉洗風毒

腳腫疥癩。

雞骨香（即土沉香俗名山豆根）辛溫祛風壯筋骨（浸酒妙）消癧。治咽喉腫痛心氣冷痛。功與蔓草部山豆根畧殊。

五爪龍（即九龍根）葉有五指。甘辛氣平而甚香（山檳榔亦五爪而爪不香宜辨）。消毒瘡。洗疳痔。去皮膚腫痛。根治熱嗽痰火內傷。又祛風壯筋骨。理跌打（浸酒妙）。又詳蔓草部

千里香（即滿山香）蔓生。葉如指頭。辛溫而香。止痛消腫。

通關利竅。殺虫癍。止皮膚風癢。煎洗，浸酒散脾經風濕。

香芙蓉即假白微又名番檸檬。無子。味香。功同檸檬。敷瘡散毒理跌打。

本草求原卷三

隰草

牛膝　氣平屬秋入肺。味苦酸屬火木入心包肝。無毒是秉木火之化以升陰于上仍歸金水以降陽于下根直下生故也使陰得陽宣而不滯陽隨陰降而血不泣故主寒濕痿痺入肺以通調水道則足三陽下行。而濕熱寒濕皆除。四肢拘攣膝痛不可屈伸入肝活血養筋也。逐血氣行血中氣則血因氣凝之病可逐。非破血之比。以其入心包苦能泄寔也。傷熱火爛苦能瀉火。故熱湯之傷火傷之爛可完。墮胎苦伐生生之氣兼酸則涌泄而又下行故胎墮久服輕身耐老統言其流通血脉之瘀傷中少氣。陰者中之守，以陽爲化原，氣著爲病，則陰傷氣少。益腎功，利陰氣，塡精髓，續絶，宜上順下以入於至陰之腎也。通經，通淋，止尿血莖痛，產後腹痛，血暈，癰腫，傷折，陰分久瘧，尿秘，失溺。　生用去惡血，川産酒浸焙補肝腎。粗而黃者更生精。但性太下降，凡血虚筋骨痛軟，脾虚下陷而泄痢，腿痛膝腫，血崩均忌。

按逐血中氣，如何營之精耑在脉中，衛之浮氣行脉外而不入脉，然必衛氣充周，乃能調和臓腑而入於脉，脉之内外總是一氣，衛弱而營不行，則血中之氣著而爲病，由是寒則疼，熱則腫，而爲癥瘕，爲淋痢，爲暑瘧，癮疹，陰分久瘧。根苗同用，濃煎，調鱉甲末服。胃虛加陳皮、參。必得此上升而下行者功乃捷。懷慶川産者長大至三五尺，肥柔而潤，兼補精髓。一名百倍。各處所生名

土牛膝，短而細，耑破血氣，治小便淋痛，尿血，或沙石脹痛，不論川生、土生并效。濃煎，調乳香、射香。喉痺乳蛾，鮮者取汁，和人乳灌鼻，即痰涎從口鼻中出，加艾汁尤妙。痢下先赤後白，名腸蠱。酒搗浸服。婦人血塊，尿秘莖痛欲死，酒煎，或爲末酒調，連葉用更佳。無名惡瘡，金瘡

生搗敷。

甘菊花一名節華。應重陽節而華也。華于秋。飽霜不隕。莖葉味苦。能降肺陰入心。花味甘氣香平無毒。稟金精而兼水化。故能滋肺腎之陰。以平肝火而生肝血。爲祛風要藥。金能制木。肝血足則風熄。主諸風頭眩腫痛。凡香物。皆治頭目肌表之疾。而性皆多燥。惟菊清肅不燥。故于頭目風火尤宜。目欲脫淚出。肝主目。爲陰經之盡。樂趨于陽。風火上淫。目痛欲脫而淚出。火降則熱除風熄。皮膚死肌惡風濕痺。風濕痺於皮肉。不知痛痒。金氣走皮膚。甘香屬土治肌肉。久服利血氣。肝藏血。司經絡。肺陰入心。則毛脉合精而生血。血生則風升之用暢。而脉利肢調。輕身延年耐老。利血氣之效。**療眼目昏花**同川椒為末，生地汁為丸，茶清下。**免終身目疾**同杞子蜜丸久服，令不中風及生疔瘡。**頭眩髮落胸中痰壅**頭旋欲倒是夏收白菊軟苗陰干為末酒服，或合花用，或和羹粥飲，日三次。**去翳膜**膜亦因風而生。○

菊花不論大小，以香甘者入藥，氣惡味苦者為野菊，名苦薏，傷胃忌用。三月采葉，五月采莖，九月采花，皆陰乾用。黃者入金水陰分，小者童便浸晒干，更生精；白者入金水陽分，去風黑髮；紅者入婦人血分。皆用甘者，益氣益血不離甘，離甘則為偏陰偏陽之氣。莖葉並用，同甘草濃煎，最治五疔。○

楊梅瘡、血線疔尤宜、或加皮膠、有癧者加枯草、以諸疔皆肝經風火之毒也

艾葉 生辛勝于苦氣温熟熱苦勝于辛無毒博物志言削氷令圓舉而向日以艾承其影則得火故艾名氷臺是陰中之陽水中之火凡陰血中陽虛不能化濕鬱爲血病得之則陽達陰化而血生與純陽耗陰者不同故温下元逐冷濕以開陰滯肝冷腹痛子宫冷不孕有艾附丸經不調陽虛下陷而胎動漏血腹痛血崩産後下血四物加之以益陽固陰及霍亂後下痢腹

脹而汗出。風冷入中泄痢。白术湯有艾。陰氣承陽而吐衄。固用之。即血熱吐血。四生丸用之。血虛不孕。同香付童便煮入六味丸。經行先期。血少經不調。醋浸煮同阿膠枳殼入四物以斂陽歸陰。產後血虛下痢下血。蒲黃散用之。妊娠下血崩漏屬陰虛者。四物加阿膠以益肺陰。加艾以溫肝脾腎之陽。升降氣血以和之。皆于補陰及寒涼劑中加之。是欲陰得陽為主。不令陰寒傷陽。而後陰化以完陰也。又肝熱血滯目痛。燒艾烟出以碗盖之。取碗中煤。和黃連水化。洗或點之。風冷目淚。姜活散用之。肝熱癇病。葶藶苦酒湯。及熏疥瘡。木別三錢。雄黃二錢。硫黃一錢。入艾絨中。安陰陽瓦內。置被裡烘熏皆達鬱之用也、又熟艾治丹田畏冷。入布袋包臍。寒濕脚氣、夾入襪內。作灶灸風濕痺疼。瘀熱陰疽初起、辛竄開利關竅之功。

不拘州土生田野類蒿複道者佳。俗稱甜艾爲上。火艾次之。今人皆尚祈艾。考之經註。祈州艾、葉背白。有芑寔。九牛草耳。非艾種。治血痢吐血。宜生用。取汁入丸散、宜熟艾。醋煮乾搗成餅。烘乾再研末。入些茯苓同研。則易碎。作灶以陳久爲良。新則傷肌脈。中風口噤。灸承漿一穴。頰車二穴。各五壯。中風掣痛。不仁不隨。並以大嘴瓶

燒艾嘴向痛處熏之　癲癇諸風于陰囊下谷道正門當中間隨年歲灸之頭風久痛揉艾爲丸常嗅之以黃水出爲度　妊娠胎動或腰痛或搶心或下血或倒産子死腹中酒煮艾飲　胎動腹痛醋煎艾服

茵蔯蒿　經云春三月此爲發陳茵蔯秋後莖枯經冬不死春因舊苗而復生故名茵蔯氣平入胃微寒入腎味苦微辛香如艾能疎利健行。其絲如腠理如脉絡是因冬令水寒之氣且陽春發達之機使土中之水由木而達。凡諸邪成熱。從腠理脉絡而內薄中土。以爲黃疸者。皆散而出之。主治風濕寒熱邪氣。春陽生發之氣能散。辛又主散。熱結黃疸。得水寒之氣則內熱除。如熏黃而晦。合梔子大黃瀉腸胃之濕熱。以治陽明之裏。加橘黃而明。合梔子栢皮清心胸之熱。以治陽明之表。二方皆治陽黃。又治寒濕陰黃。理中湯加之。便溏之濕勝爲黃。加入五苓散。少陽之瘧黃。加入小柴胡。及酒疸。同酒炒黃連黃栢千葛五味砂仁。醉後入水。心下懊痛。足腫尿赤是。又田螺煮酒食。穀疸。因傷食而得。同二朮苓澤車通橘麯紅麴麥冬。女勞黃疸。房勞後入水。致身目黃。額黑。小腹滿急。大便溏黑。發熱惡寒。同生地川瓜石斛牛七黃栢。又飲花粉汁。并以猪膏煎髮至枯。去渣服。勞疸。因勞而得。同胆草梔仁猪胆汁爲丸。麥飲下食疸同胆草苦參牛胆汁為丸傷酒酒下餘以姜湯麥牙湯山查湯任下風疾攣急同秫米酒麴釀酒飲通關節利小便除濕熱治時疾熱狂頭痛頭旋風眼久服輕身益氣耐老皆生陽上升水化行土化達之功令面白悅因陳生新故也所治皆外感之陽黃陰黃與內傷濕熱之症若陽虛虛勞寒濕痿黃及蓄血發黃勿用　葉緊細有八角背白香如艾采陰干用勿犯火以無花寔名毛茵蔯者佳有花寔者名鈴兒茵蔯少效

青蒿　氣寒屬陰味苦已出于陽無毒葉青細而香入脾望春

早生。是具水之精。得少陽生升之氣。能從陰引陽
以出達肝快脾。以化液生血。為補陰退熱之妙品。
與苦寒除熱傷胃。及甘寒益血不能退熱者異。主疥瘙痂痒惡瘡。皆風熱之淫于
外者。得風升之氣。又香能入脾以行氣于三陰三陽。則脾陰化。而肌湊之病愈。殺蟲治留
熱在骨節間。腎陰虛血少。則陽陷陰中。骨內蒸蒸作熱。同童便熬濃去渣。熬成膏。入豬
膽甘草末為丸。虛勞盜汗煩熱口乾。熬膏同沙參麥冬末為丸。米飲下。諸
經血熱。血虛有熱蓐勞虛熱。化液生血者脾也。脾氣行。則血生熱除。
明目。益水達肝之功。療風毒心痛。肝藏血主風。血與風本同元。血滯或血虛而成
熱則血熱不散。即為風毒。所謂血熱流迸。風入腸胃。而主血之心亦病。瘧疾寒熱。端午

采葉陰干。同桂等分爲末。先寒熱酒。先熱冷酒。五更下。單熱多痰溫瘧。童便浸焙入黃丹一半。白湯下二錢。鼻衄熱黃。生搗服汁。生搗敷金瘡止血止疼。○葉細而香。春生苗。至夏則高五六尺。凡蒿葉淡青。秋即黃。惟此獨深青。秋不黃。開細淡黃花。結子如麻。花寔俱香。春夏用苗葉。秋冬用子。根須炒過。以受金氣厚。恐傷少陽生氣也。○治下焦陰虛。○童便製。治上焦血分結熱。宜生搗汁服。○按苦寒直入心包。暑傷包絡。猝倒心痛欲死。同參連神薷术藿半夏。暑熱發紫斑。身大熱將發狂。同連升二冬荆芥元參。暑月濕霍亂。同薷朮苓陳砂仁。產婦暑濕吐瀉。同參芎歸桂皆重用之多效。

益母草一名茺蔚一名蓷又名野天麻莖葉花穗。氣寒。味甘微苦辛無毒。二月生近水田野。夏高三四尺。葉如艾莖方節。節生穗。充盛蔚密。故名。五月采穗。性極耐旱。詩云中谷有蓷暵其干矣。得水濕之精。具辛寒之味。故滋養皮膚。主治癮疹。可作浴湯。又清熱涼血解毒。但專于行血。惟經脈內滯。難產。胎衣不下。血脹。血暈。瘀血薄心。惡露腹痛。血風血閉。經阻。經行作痛。俱宜端午采紫花的搗汁。晒干。和蜜參珀乳。沒血竭沉香丹砂。靈脂宜之。若胎產挾虛。必兼子用。今人泥益母之名而耑用草。往往誤事。生搗汁服。消腫毒瘡瘍。五疔、乳癰丹遊等。兼敷之。並打撲內瘀。二便不通。取汁和童便下死胎。及熱入血室。發熱煩躁。同生地、冬、芍、枇杷、青蒿、五味、阿膠。治血熱胎漏。經行先期。同甘菊、蒼耳、銀花、紫地丁、川貝、蒡子、殭蠶、茨藜、翹、甘、地、枯草。消一切疔腫發背。無名腫毒。

茺蔚子 即益母草子 春生苗、五月間、穗開小花。每萼內有四小寔。夏至後。莖葉皆枯。其子褐黑色。辛散兼潤甘入脾。微温無毒。是禀水土之氣化。具春温木德之全。充盛于夏。不受秋之降氣。故主升散。入肝胆血分。補而兼行。為胎前産後要藥。以胎從厥陰始結。産自少陽發伸也。主明目。得水精而達肝。凡風熱血滯目病俱宜。瞳子散大勿用。血不足也。此味行血甚捷故。除水氣。土氣衰。則液化水。土氣盛則液化血。血歸精。益精。通血脉。養肝。凡肝氣虛而滯。致經脉不調。崩中帶下。最宜。又安胎止痛。同四物、杜續、阿膠。久服輕身。精氣充蔚也。五月開花結子時。連根葉并采。

采紅花的。白花不用。陰乾。根煆爲末酒服。攻瘀下胞。落死胎。功同黑神散。葉花子石器研細。忌鐵。蜜丸名濟陰丹。統治胎產諸症。婦久不孕。經不調。俱酒下。胎前產後。臍腹刺痛。胎動下血。歸湯下。胎作聲。米飲下。產後童便化。服能安魂定魄。調血氣經絡。諸病不生。胎死脹滿。橫生。胎衣不下。炒鹽湯下。產後諸症。如血暈見鬼。血結成塊。惡露冲心。胸滿悶。及中風偏廢。牙關緊急。或月內咳嗽。自汗發熱。久成骨蒸。或鼻衄舌黑口乾。俱童便酒下。或薄荷湯下。喘嗽胸膈不利。惡心吐酸水。面目浮腫。脇痛。酒下。瀉血水。棗湯下。血崩漏下。或兩太陽穴痛。氣短羸瘦少食。血風身熱肢麻節痛。糯米湯下。痢疾。米湯下。赤白帶下、膠艾湯下。二便不通。煩熱口苦。薄荷湯下。

按茺蔚之充盛在花子。若舍子用草。是舍密從疏矣。以草常行血。血崩忌之。子亦兼散血。故瞳子散大忌。惟熱血欲貫瞳人者。與涼血藥同用。凡用子。微炒香。或蒸晒燥。舂簸去殼取仁。忌鐵者。以其入肝畏金也。

夏枯草　冬至後發生。夏至後枯。氣寒。味苦辛。是具寒水之陰。氣遇陽而生。迨飽三陽之氣。即陽盡而趨陰。以化陽得陰化則血生。與苦寒制陽不能化血者殊。故凡陽盛於上。不得陰化。致氣結而血亦結者。宜之。主治寒熱。厥陰鬱結所致。瘰癧同翹貝元蔘瓜蔞銀花紫貝天葵蓖麻甘草。馬刀。不問已潰未潰日久成漏一味熬汁熬成膏服并塗虛甚以十全大補加貝遠香付鼠瘻。皆肝膽陽結不化。破癥散癭結氣。乳癰乳巖同蒲公英。消一切癰疽腫毒。煎濃汁同紫地丁半枝連銀花翹芨蘞甘地芷菊。時疫頭痛喉腫。搗爛漬水去渣加酒服末病服之不染。腳腫濕痺。得三陽之化自下徹上。肝虛睛痛冷淚不止血脈痛羞明怕日至夜尤甚點苦寒藥更甚。見寒則陽愈結也。同香付研末。茶調下。失血後不寐。陽不入陰也。古方有半夏秫米湯。治不寐。半夏亦遇一陰而枯。但性燥。血症不宜。故以此代之。血崩。為末米飲調。產後血暈。心氣欲死。鵑汁服。皆陽化歸陰而肝血生化之功。葉之功勝于莖。為退腫消癰聖藥。

紅花

色紅象血。氣溫。入肝味甘入脾辛。辛甘發散為陽而終歸于苦。屬火歸心為肝心衝任血分之藥。無毒。少用入心養血。佐當歸生新血行血脈。血脈欲行不欲壅。活血潤燥。多用則破血。辛溫走散太過通經破結塊。同四物延胡牛七母草。治產後血暈口噤。惡血腹痛。胎死腹中。胎衣不下。酒煮。或加童便熱飲止痛散腫。瘀行則腫痛止喉痺壅塞。搗汁或浸濕絞汁煎服。噎膈拒食。端午采頭花酒拌焙同血竭熬酒徐咽。亦主蠱毒。破血酒煮熱者加童便養血水煎。

古有徐婦產暈已死胸膈微熱。陸名醫曰血悶也。以紅花數十斤煮湯盛三桶于窗格之下置婦其上熏之湯冷再加半日乃蘇此得唐許氏以黃芪湯熏柳太后風病之法也。

大薊小薊 花皆如紅花畧紫青二者根葉俱苦甘氣平花不用得土之冲氣能升能降能破血又能止

血。故皆治吐衄崩下血。止金瘡血。又治瘀血作暈。撲損。生研酒并童便服。但大薊則以甘先升陰于上。後以苦降陽于下。使亢陽不致上逆。則氣下而血自歸經。營氣下也。是行而兼補。無論或熱或虛。皆可從主劑用之。故令人肥健。陰氣充則形體豐。消腸癰癰腫。營氣行則不逆于肌理。止女子赤白沃。

小薊則甘平勝。不甚苦。尚以退熱去煩。使火清而血歸經。是保血在于涼血。不能如大薊之由中充外。故心熱吐血口乾。擣汁飲。心熱舌衄如涌泉。同升麻茜根寒水石艾葉煎。入生地汁服。食辛熱傷肺。嘔吐血。同桑白蒲黃、犀升杏甘桔。崩漏不止。同大薊根白茅根酒煎。墮胎下血。同母草煎。此皆治其熱者兼墮傷血于內者也。故又治熱毒風。并胸膈煩熱。開胃下食。養精。夫涼血者多滯。而此則能行。行血者無補。而此又保血。特不能如大薊之補耳。所以氣虛吐衄。同參地芎歸烏梅蒲黃。血虛嗽唾血。同二地參冬、淮遠五味栢仁防風阿膠卷栢雞蘇茯苓百部為丸小麥湯下。腸癰腹癰小腹癰。同地榆西草牛七銀花俱搗汁和童便飲、皆用大薊根。但血虛極。脾胃弱。亦忌。劉潛江曰賤物而有至貴之用。宜審用之。葉俱多刺。大薊生山谷。高三四尺。葉皺。小薊生平澤。高尺許。無皺。五月采葉。九月采根。陰乾。微焙。或搗汁服。消腫。搗汁。止血。燒灰存性。

川續斷　此以形治。因其枝莖根節。有肉有筋。宛如經脉筋骨。色又紫帶黑。耑入肝主筋腎主骨。氣溫宣達。味苦辛潤而散。微甘益血。無毒。是得心胃火土之氣化。耑補陰中之陽氣。以運達中焦還少丹陽弱加之可悟。故能宣通經絡血脉。而理筋骨。主傷寒寒傷經絡能散。補不足舒陰中陽和之氣即以益陰。金瘡。折跌傷筋骨。續筋骨氣行瘀散即續。癰瘍溫活血。苦淸熱。肌肉之病自消。婦人乳難。充血通滯之功。傷中。陰者中之守。肝腎陰虛。則中亦傷。微溫以達肝腎之血。故治。久服益氣力。肝者罷極之本。益肝腎以強筋骨則力健。又治崩中。蓋上逆之血多屬陽中之陰病。下走之血多屬陰中之陽病。故此治崩中而不及吐逆。胎墮。跌傷惡血。諸瘟毒腫痛。宣血脈。利機關。瘡瘍內潰。腰痛腳軟。足三陰之氣。乃營血之母。氣苦溫兼甘。補足三陰之氣。于陰中舒陽暢血。故治症如此。腸風血痢。時痢。以二錢半。同平胃散一兩。米飲下。每服二錢。妊娠漏血。皆陰氣不暢也。因膀胱煖子宮縮小便。川產良。狀如雞腳。皮黃皺。折之烟起者眞。酒浸去

硬筋。炒用。忌同苦寒。治血病。同辛熱治胎前
獨用治産後諸症。 同歸桂延胡牛七、行血理傷。
同芪參杞地杜萸味冬鹿阿膠、止血治崩 同
涼血補血順氣之味安胎 同桑寄治腰痛脚軟。
同杜仲棗肉丸。治胎動。及胎漏乳難産後血暈。
同地丹羌味川瓜牛七。治産後火升。 同杜瓜牛
七萆薢、名續斷丹。治肝腎風寒濕痹筋攣骨痛。
同芎歸夏陳羌桂甘、治肝勞虛寒。脇痛脹拘攣煩
悶名續斷湯、 同杜苡薢地牛七防風加皮羌活。

以木瓜煮酒。成膏。加青塩爲丸。名續斷丸。治肝腎風虛脚弱腰痛。同歸、薢、芎、防、付子、天麻、乳、没。名續斷丸。俱酒下。治肝腎及脾虛風濕著痺。同地、甘、桔、味、桑白、竹茹、紫苑、赤豆、小麥。名續斷散。治肝腎病及心肺骨蒸。勞熱。盗汗煩燥。氣喘咳嗽。膿血。

旋覆花 一名金沸草 又名盗庚

本經氣溫味鹹有小毒。得水木之氣味。葉上露滴地而生于水旁。六月開花如金菊。故名夏菊。又名盗庚。言其當火土正旺之時。能盗竊金氣。使金水相涵以生氣。金火相涵以化液。而水飲不留也。主結氣。水歸金。金歸火。則水化氣。氣化液。而液中之結氣自除。不僅鹹耎堅溫散結之泛泛也。脅下滿。肝得溫而散精之故驚悸去心下水則神安。除水。去五臟間寒熱。痰飲鬱滯于五臟則不能稟氣于肺以藏陰而生寒熱。補中下氣。鹹降潤下。則水消痰行。中氣自然受補。吐痰如膠漆。耎堅之力。噫氣。噫氣屬不足亦有挾痰挾火者本水氣之化。上際金氣以下。降則吐納自靈。上焦及膀胱留飲。水腫。肺氣通調下輸膀胱故也利大腸。肺與大腸。一氣所貫。通血脉。水得金氣化液。液得火氣化血。水盛氣結則液不化而聚于經脉。榮血自結。風氣濕痺。血脉結則風不化而濕益留。頭目風。溫亦兼散。故風寒風熱。可隨主劑而佐之。頭眩目暈。痰飲結于上而生風熱。散之降之。頭目自清。虛人勿多服。走散故也。去梗葉蒸晒用。其根能續筋搗汁連渣傳之。半月不開。筋斷者自續。

同參甘薑棗。半夏代赭。治傷寒。汗下後。心下痞堅。噫氣不除。用三兩同葱十四条新絳少許治半產漏下虛寒相搏。脉弦而芤。

劉寄奴 氣溫而香。入肝脾 味苦。入心 無毒。主傷損成瘀。溫能通。苦能下。香能補損。傷筋臂痛。筋傷成瘀。有琥珀散。折傷成瘀。同骨碎補延胡索。大小便血。為末茶調空心下。霍亂成痢。取汁飲。已上二症亦氣血虛損。而成瘀者。血氣脹滿。取穗寔為末。酒煎。經脉癥結。產後餘疾。皆瘀成於傷損後者。止金瘡血。為破血之補藥。多服令人痢。脾虛易泄者勿服。葉莖花子並用。又治水瀉。水脹。湯

火傷心氣痛疳瘡血出

苧蔴根　甘寒而滑無毒得水土氣味入心腎脾胃大補陰甘故也而行血滯瀉熱潤燥治天行熱疾大渴大狂諸淋血淋獨用妙赤白丹毒涼血之功胎動血熱而動合生地用胎漏尤效去黑皮同銀煎濃汁酒下治妊娠胎動漏下黃汁如膠或如赤豆汁腹痛難忍痰哮肛腫脫肛苧葉治冷痢白凍五月五日采陰干為末冷水下忌食熱物令人悶倒散血能化血為水瘀在腹內順流水絞汁或煎服癰疽發背金瘡折損和石灰杵爛晒干為末敷之止血易痂同蘇葉擂爛敷金瘡亦妙雞魚骨硬擣如龍眼雞骨雞湯下魚骨魚湯下漚苧汁治消渴以苧蔴作枕止

産婦血暈。安腹上。止産後腹痛。散瘀之功。

又詳菓部芭蕉根　寒。甘。治天行熱狂。煩悶消渴。産後血脹。並搗汁服。塗癰腫結熱。爲末油調霜後者佳。熱病髮禿。取汁揉之即生。牙痛。含汁浸痏妙。蕉葉清心火。肝熱生風。除煩解暑

胡盧巴　氣大温。味苦。能於水中揖火。召元陽于陰宅。命門火衰者得之。斂陽氣以歸元。温能通陽。苦能入地。與故紙同是運火于水中。非同辛熱祛寒之比。故上盛下虛。如黑錫丹沉香磁石丸。既有桂附硫黃以祛寒。仍用此以斂揖也。膀胱冷氣疝瘕。同喬麥麵小茴胡桃丸塩酒下。大便出白膿除根。蕊得小茴胡桃。尤易歸納。寒濕脚氣。酒浸同故紙研。入木瓜內封固蒸搗爛爲丸酒

下陰癩腫痛偏墜。同沉木香小茴酒糊丸。塩酒下。亦治小腸疝氣。下元虛冷。腎○冷目昏。一味久服。至目如虫行卽愈。此消陰翳之功。出嶺南番舶者○艮是番萊菔子也。酒浸晒。或蒸或炒。○又方同小茴巴戟川烏川楝吳萸。治寒疝陰腫。及小腸奔豚偏墜。小腹有形如卵。上下走痛。

牛蒡子 一名惡寔 一名鼠粘 又名大力子 別錄○氣平。○味辛。無毒。○氣味皆金。主降。以裕肺經之陰。主明目。○肝木風升之病。平清熱以媾肝。辛降陰以除壅。則金光。而明。補中除風傷。○中者陰之守。中氣與風升之氣無二。上焦之陰不。降。則陽上壅爲風淫。而中氣。病。下焦之陽不。升。則衛氣鬱爲風虛。而中氣亦。病。辛平降肺陰下行。而皮毛之合自然通達。是以降爲補。卽以降爲疎散者也。故風淫熱。病。風虛陽衰皆治。散結消腫。理痰嗽。除痺攣。筋骨煩熱。瘡瘍諸毒。內外諸障。消斑疹。皆風淫壅閉。而血氣凝結于上下。潤肺。利咽。通十二經。人身十二經脉。皆上循咽喉。唯肺氣周于一身。乃能通行十二經而開咽膈○類明日。風毒之腫。忌用寒劑止宜辛潤。蓋指此也。性冷而滑。風虛風淫。血中有熱者最宜。氣虛瀉泄勿服。惟痧疹不忌泄。故用之。服之腹痛。溫劑加火酒可制。寔如蒲萄而褐色。酒浸三日。去其冷滑。焙干用。消毒腫、須半生半熟。以解表裏。根苦寒。竹刀刮淨。絞汁。蜜和服。治中風。汗出乃愈。搗和猪脂。貼瘡腫。及反花瘡。肉反出如花狀。

同浮萍末薄荷湯下。治風熱癮疹。同紫草犀角生地治痘血熱干枯不出。獨爲末水下治風水身腫欲裂。同覆花研茶清下治痰厥頭痛。同桔甘治風熱咽痛。兼涎唾加荆芥。同朴硝蜜和酒下。治便癰腫痛同新豆豉炒羌活研白湯下。治歷節腫痛手指麻木背膝攻痛。

蒼耳子　氣溫味苦甘無毒能達陰中之眞陽以上通天氣。主陽微而病風虛者治頭痛目暗齒痛鼻淵。爲末白湯下。○皆天氣不明于上。肢攣痺痛。陰中之陽鬱而成濕也。炒蜆

肉食消風。治疥癩散毒瘡。又治癰疽疔腫。陽鬱成熱陽暢
則熱化。此塡腦髓。煖腰膝。腦髓者至陰之精液所
治其標也塡腦髓煖腰膝生然所以上入巔頂內
滲骨空下達腰膝者陰中之陽也遍身瘙癢。作湯
陽氣通達則煖矣。此治其本也。浴。
炒去刺。酒蒸用。忌猪肉　莖葉微寒。苦辛。清心生
血以靜
風　治大風。癩癘。頭風濕痺。風毒在腰膝骨髓。婦人
血風攻腦。頭旋倒地。爲末酒調。久服。風出癰疽疔。
如疥瘡。針刺之愈
。癃瘰癧疥瘡。皆天氣不通。鬱熱所致。熬成敷
膏。童便下。再以猪脂封貼之牙疼牙
上。喉痺。酒開搗汁飲○風臟即血
含化。反花瘡。產後痢-臟。其能治風者。皆其
奏功于生肌。　一名痴頭婆
血也。

豨薟音軒草 ○苦辛。有豬膏氣。其臭臊。入肝血分。生則寒而涌吐。治熱虫。○煩滿。○瘧痰。○搗汁服。一切惡瘡腫毒。不通關竅之故。苦泄熱。辛達血。疏滯。同乳香、枯白凡為末。酒調得汗即愈。五六月采葉及嫩枝。秋則氣收。酒蜜拌九次蒸晒。則溫養元氣。活血祛風。苦味減而變微甘。則活血祛風之性未改。而溫和有加。氣生於溫和。血活於氣通。且變香而開脾。透骨搜風之力斯倍。四肢痲痺。筋骨冷痛。腰膝無力。時時吐涎。口眼喎邪。半身不遂。○因六淫七情。血凝氣滯。熱鬱而生風者。生用。因肝腎陰虛。血滯生風者。熟用。勢緩者單服。重癱瘓。陰干為末。則補氣血化痰之中。加入此味極效。十斤。一次以川烏、葱。二次以生羌、草烏。三次以泡蒼靈仙。四次以羌獨活。五次以加皮、薏米。六次以牛七、桔梗七次，以生地、當歸八次，以防風、續斷九次，以天麻、石斛。每味俱六兩，切碎鋪末面蒸晒。九蒸足，蜜爲丸。好酒或塩湯下。五六十丸。須忌鉄器。明目。洗痔、消痔、消腫、去瘀痛、理跌打。反胃吐食。焙爲末服。除濕痺。熱鬱則成濕而痺，鬱通則濕燥而堅。行大腸氣。滋陰益陽。昔有八十老人，大便燥，尿赤。常服滋陰益陽藥有功而不瘥，製服此，匝月而愈。搗汁熬膏。以甘草、生地煎膏，煉蜜、三味收之。酒調服尤佳。此物得少陽生氣而生，不應有毒。書言其小毒者，以生令人吐耳。法製則不吐而功全。

蘆根

甘、開胃進食。同厚朴用。寒、降火消痰。治嘔噦反胃。胃火太升也。同烏梅、麥冬、竹茹、枇杷葉用。消渴。胃陰足，脾陰亦和，而散精於肺。傷寒內熱時疾煩悶合竹茹麥冬青代止小便數脾陰達於肺肺就胃而歸之下乃得司其通調水道之常自不致數急難忍瀉痢亡陰而渴脾爲胃行其津液孕婦心熱骨蒸肺痿胃熱則血傷而壅于關節心肺合麥冬地骨生耆茯苓陳皮以取汗則壅去陽得陰化而下降解魚蟹河豚毒取逆水底下浮水面者無功肥厚者去鬚節皮用

麻黃氣溫入肝肝主疏洩味苦入心心主營主汗輕清入肺皮毛爲肺之合故泄營氣通血脈爲太陽膀胱表症無汗之猛藥血脈營氣皆太陽寒水所化營血病則太陽亦鬱而陰中之陽不能上合于肺本經主中風肝血以寒水爲化原肝木舉寒水以升則血脈行而風息傷寒頭痛

惡寒發熱。皆眞陽不透於表。致三陰不至于首之見症。溫瘧。熱甚無汗頭痛。亦用之發汗。以眞陽之透。原不離于水中也。止欬逆上氣。肺破寒鬱不能行其呼吸。破癥堅積聚。此因陰寒之氣凝結于陰分之中。積累而成。汗之則從陰出陽。陽透而陰自散。寒勝火之時疫。凡君火客氣。爲主氣寒水所勝。致寒上逆。而火內鬱頭痛惡風鼻涕嗽痰。宜理中合五苓以先治寒水。次以麻黃湯去杏加參羌芎夏。透陽于陰中。癎狂龍齒丹等用之透陽入心爲神志之助。水腫。毛孔開血脉通。則水化。諸痺心胃腰脇。諸痛毒風風腫皮肉不仁目赤腫痛。皆陽鬱陰中之病。赤黑斑毒。失汗所致。宜清熱佐之。風寒冷食遏抑成泄。木盛土衰。宜升揚。發汗去節。煮十餘沸。去浮沫。或蜜炒用。免其太發。止汗用根節取其引止汗之藥透達於表而仍有節守非自能止汗也自汗有虛寔虛者芪歸加此尤捷又麻黄根同蛤粉米粉白凡爲末袋盛撲之佳○汗雖心液各經亦有之經曰飲食飽甚汗出於胃驚而奪精汗出於心持重遠行汗出於腎疾走恐懼汗出於肝搖動勞苦汗出於脾○根節一兩歸一錢同炒黑加射嗇鼻治內外障瞖　寒傷營營血不能外通於衛而無汗故用麻黄從陰達陽由營通衛仍佐桂杏以行肺衛是開肺竅以透火

欝而寒水之上合於肺者乃暢也風傷衛衛不能內護於營而有汗故用桂枝通利三焦之陽氣以充達肌湊仍佐白芍以和營甘草以守中羌棗行脾之津液是暢衛陽以和陰血為理脾救肺之用也

同桂心為末酒調下治風痺冷痛　同附子甘草治水腫脉沉

木賊　温入肝（藏血）微甘入脾（統血）苦入心（主血）中空直上凌冬多節能於血中透陽達濕去風（血因濕病則火欝而風生）

治目翳止淚。肝邪過抑，血不上注。同谷精、決明子、蒙花、甘菊、白蒺、生地、蟬退用。腸風血痢。風木濕鬱，血熱流迸，則風入腸胃。崩中，月水不斷，土濕而血不化，肝亦失其藏血之職。衄痛，脫肛，痔瘻。皆血中風濕之病。去節，童便浸，焙佳。焙過易發汗。

得牛角䚡、射香，治休息痢。得餘糧、芎歸，治崩中赤白。得槐蛾、桑耳，治腸風下血。得槐子、枳寔、蒼耳、煅存性地榆、茜根，或同枳壳、于羌、大黃，并炒黑為末，米飲下，治腸痔下血。同香付、朴消，治血崩。色黑者酒下，色赤者水調下。臍痛加乳沒、歸、忌生冷猪魚油膩酒麵。目疾由于暑熱。怒氣暴赤者勿用。

生干地黃

本經 氣寒。入腎。味甘。入脾。別錄又曰。苦。苦入心。經曰。營出中焦。又曰。中焦取汁。變化成赤。是謂血。是血原于水。成于火。生化于中。土。凡種地黃之地。土便變苦。十年方得轉甜。是其大奪土味。以歸於主之。心。以爲凉血活血生血之上品也。故曰。地曰黃。又名地髓。豈非謂其地氣精。耑。水土合德。乃能滋陰濟火。以扶地氣哉。無毒。主傷中。血者眞陰之化。醇陰者中之守。守中之陰血。有傷宜甘寒以補其精汁。逐血痺。血寒固泣。血熱亦虛閉而不行。滋脾益腎。則陰血充而閉者流通矣。下文主治皆逐痺之功耳。塡骨髓。血痺于骨。則腎水不能內充。長肌肉。脾血行。則肌肉豐。作湯除寒熱積聚。陰熱而氣不化。

血必作湯而後甘寒能宣滑可去着也。除痺。不但逐血痺。即皮肉筋骨之痺亦除。誠以脾血和則結者散。脾陰潤則閉者開也。折跌絕筋。血液通流。則折亦可續。生者尤良。生采搗汁服則宜通涼血之性全。久服輕身不老。先後二天交棲則元氣與谷氣俱納也。各本草補五臟內傷不足。五臟屬陰。寒乃一天之陰氣。且味厚能塡陰。補腎水。汁液多而色又黑。勞瘦骨蒸。日晡寒熱。皆腎水虛。而相火乘之。耳鳴。凉心。瀉丙火。小腸之火。驚悸。昏煩。血痺于心病。亦有心胆虛怯。及水停心下而悸者。亦宜佐此以交通心腎。目赤齒痛。血痺于上。癰腫。痺于肉。咳嗽。陰火上升。津液不化血而化痰。上阻于肺。利血制火。痰有除。身熱。火燎血壅。膚燥。筋痿。血枯不濡。諸失血。崩漏。皆血不流通。隨其所痺而

氾濫為病。痺于腎則隨唾而出。或隨痰咯出。或帶
血絲。痺于肝則吐。痺于肺則衄。或咳痰帶血。痺于
胃則嘔出成盆。痺于沖任
則崩漏。皆血熱妄行也。利二便之功。潤下熱積成斑。
血痺寒積成疝。亦指血痺所生。肘便血。尿血。血痛為血淋
于虎。後方拌雞蒸汁服。
不痛為尿血。由心腎氣結。或憂思房瀉脾胃濕熱。
勞所致。多有虛寒。不可峕作熱治。
陰虛陽亢。氣不得血以化理胎產血暈。經閉。腹痛。
則反病于濕。而更滋熱。
血瘀。海上方搗汁和麪作餺飥食。能利出
之痛。又殺虫。虫忌用鹽。因虫心痛亦濕熱內瘀
而生。熱則血
虫耳。痘症大熱。瘀于黑。
按干地黃乃補宣並行。為因虛得寔之良葯。古方
黃芩湯治心勞實熱。小甘露飲治脾勞寒熱。地黃

湯治腎勞寒熱，麥冬湯治脉寒極爲病，咸用之。夫既曰虛勞，而又云寒者何也？經曰：精氣奪則虛，邪氣盛則寒。是因精虛以致邪實，因邪實而益致精虛，故宜此宣邪以補虛，而後乃用純補，方有次序。古人於外感症虛而有熱者多用之。使陰虛熱盛及產後血暈，與夫虛中挾邪，而遽用泥補，豈不誤甚。故本經止言干生者，不言熟者。唐以後改用熟地，苦味盡除，惟陰虛而熱不寒，入於溫補丸劑，尚頗相宜；若入湯劑及養血、凉血、祛邪等方，甚屬不合。

蓋生地耑取其性涼而滑利流通熟則膩滯不涼全失本性矣徐靈胎辨之甚詳無如世人執迷不悟耳　因其得地氣精耑先入脾胃凡胃弱少食及脾胃有濕者誤用之則脾滯不能行其津液于三陰三陽欲滋水反以絶水之上源矣惟陰虛土燥者用之滋中焦之汁則精血旺而胃反開故好用熟地者當審之　出江浙者受南方陽氣力微出懷慶北方純陰肥厚菊花心者力大種植之地變苦十年轉甜方可再種否則味苦形瘦能傷胃

不堪用　凡胃弱脾泄及痰多不由陰火者咸忌
脈洪者搗生汁用羌炒則不泥膈酒浸則上行外
達乳汁浸晒最生血忌萊菔葱蒜鉄器
取汁和粥食治欬唾血勞瘦骨蒸　合童便鹿膠
治肺損吐血或舌上有孔出血　同地龍薄荷末
冷水下治鼻衄　取汁和牛皮膠羌汁治吐血便
血　取汁同車前葉汁治血淋　取汁和雞子白
治胎動　羌汁浸生地生地汁浸羌一夕次早各
炒黃再互相浸干焙爲末酒下治産後中風脇不

得轉名交加散○合豆豉猪膏露一夜煎入雄黄、射、治温毒發斑○同鹽杵爛麵包煨至烟斷入射貼之○治牙疳○宣露○膿血口臭○疔腫乳癰○生搗貼之○熱即易最消腫○同青蒿、枇杷、地骨、寸冬、芎、淮治月事先期○同苧蔴根汁、炒砂仁末治胎動下血○同麴、薄、菊、甘、木通、黄連治目暴赤痛○同歸、芎、乳、没、桂、荊子炒為末酒下治跌打瘀血○同瓜姜、糟、生羌炒熱罨之治折跌絶筋○同二冬、杞、味、阿、牛、七、車前治溺血○

熟地黃　甘而微苦微溫。假烹煉以發陰中之陽。補腎水生血。使眞陰隨陽以上通于天火候足則天氣通。填骨髓長肌肉。因血痺阻其化机。則用生者以宣通。是不化則不生之義也。此則精不內充。用厚味以塡之也聰耳。得血能听。明目。得血能視。烏鬚髮。同首烏甘菊桑椹川椒鱧腸治勞傷。臍下痛。屬腎血虛病後脛股酸痛。調經。陰虛經閉。胎產百病。丹溪謂胎前以淸熱養血爲主。產後以大補氣血爲主。然世有陽虛而胎不固者。不可妄用寒涼。有產後風寒未盡。瘀血未淨者。不可妄用竣補。宜審症而治。又治陰虛火逆。而耳聾目昏氣喘。

陳修園曰。百病之極。窮必及腎。及腎危症也。有大承氣湯之急下法有桃花湯之溫固法有四逆湯白通湯之回陽法有豬苓湯黃連雞子湯之救陰法有真武湯之行水法有附子湯之溫補法皆所以救其危也自張景岳掀其說謂百病之生皆從腎治喘以地黃為主後人喜其不寒不熱易于投合以為藏拙弄錢張本不知本經于甘緩上品每加久服二字正為虛弱無病之人能食之時製入丸劑久服滋填以當菜菓之用耳經曰五谷為養五菓為助五菜為充毒藥攻邪凡攻邪以去病多

用毒藥。取其藥到病療。無須久服。久服者、病後調理之方。耳。益地黃滋潤膠粘。有邪者斂邪入陰而無出路。以後雖服羌附不熱。服芩連不寒。服參朮不補。服硝黃不下。因其膠粘善着。如油入麪。一着遂不能去也。看胎孕用四物爲主。隨症加入攻破發散而不傷。以四物湯中之熟地能護胎也。知其護胎之功。便可知其護邪之害矣。況脾胃爲生精生血之源。胃弱少食之人。雖無他邪而遽用膩補則食愈減。而水之源愈絶矣。可不戒哉。

以好酒拌砂仁末浸蒸晒九次用。其性寒得火及酒與日九煉始溫。熟又泥得砂仁則利氣。且能引五臟冲和之氣歸宿丹田。若以酒一煮便售。不可用。看固本膏。雖經日煎熬仍生熟并用。以為心腎兼治通補合施之法可知非一煮便溫者。

合當歸黃連以酒浸焙為丸。治冲任伏熱。經不調而無子。 合生地炒為末酒下名黑神散。治產後血痛有塊。并經後腹痛。 天冬引生地入于生精之處。寸冬引熟地入于補精之處。 同沙苑蒺鹿茸味益精。 同參杞冬味車鹿吐絲盆子令人有子。 同連栢棗味茋芍冬圓肉牡蠣治陰虛盜汗同砂仁治胎動下血腰痛。同芎歸蒲續杜鹿炮羌、黑豆、牛七、母草、治產後血虛發熱。同女貞白蒺、甘菊、杞子、益精明目。凡胸膈多痰氣不利。少食禁用。

按血之動者為陽。芎歸主之。宜行血者。治以芎歸。血之靜者為陰。歸芍主之。宜止血者。主以地芍。血之陰不足。須除芎歸。血之陽不足。羌桂亦當加入。

紫苑 其色紫。水火之合色也。氣溫。入肝。味苦辛。苦入心而達下。辛入肺而能通。且其質陰柔。得水氣能潤。無毒。能啟太陽水氣。從皮毛而合肺

肝升水氣于上也。卽能降肺陰入心以生血而心火不致

于刑金。金水合則益血化以助氣化。火金合則由氣化以暢血化。本經主欬

逆上氣。○肺脈貫心以行呼吸，毛脈合精肺自肅降。胸中寒熱結氣。○胸中心肺

之部。血泣而火鬱則結而寒熱。氣化血暢則三焦通利。去蠱毒水火通利則脾土運行。

痿躄。是肺熱熱葉焦。水不生木，而筋失養之病。安五臟○水火交則陰陽合。益肺

氣。○火為金用以行其氣化。療欬唾膿血○血暢則不泣于肺而欬泣于胃而唾。消

痰。○熱散氣降之效勞氣虛熱。○熱結久則肺傷成勞。利小便淋濁氣降之效

小兒驚癇。亦虛中挾熱痰所致。喉痺亦血滯鬱成之風火耳取一莖納喉中。取出惡

涎更以馬牙硝津咽之愈。○心勞而火鬱于肺則不能降陰生血而血泣。心血泣而不生則肺陰更

不能由陽以降此味和合金水木火之氣用其色可潤燥用其氣可通滯用其味可順火而益金故爲陰虛虛勞血濇之上品希雍乃以其能取惡涎疑其辛散亡走肺津則又何以解于治勞瘵哉但虛勞而無血濇氣結者不可多用獨用宜與二冬桑白百部同用劉潛江曰虛勞都因泣血而成紫菀和血散結寸冬復脉通心兩者皆由心血以致肺陰下降而滋真元皆虛勞之要藥去頭鬚蜜水浸焙用　根作節色紫潤軟者良人多以車前旋覆根赤土染僞　白者名女菀入氣不入血方書多用紫菀之大耗肺津茸曰茸知非根也而本草并未之及欵冬爲使惡天雄瞿麥藁本遠志畏茵蔯

同欵冬百部末生姜烏梅湯下治久嗽　同五味

丸含治吐血後咳之頤曰金非水不闔非火不開水火俱爲金用開闔神矣

麥門冬 氣平（入肺）味甘（入胃）無毒（又質性柔潤凌冬不凋得水之精其心微苦又入心之品也）禀水氣以滋胃汁上致于脈中而歸于肺故能清金復脈通心（心主脈肺朝百脈又曰脈起中焦蓋必胃汁上通離中有坎而後血充脈旺流達經氣而歸于肺）本經主心腹結氣（心肺清而陰下降則氣化通達中州）傷中傷飽（守中之陰傷則胃之津液不行而傷飽）胃絡脈絕（脈主于心朝于肺而塞出入于胃之大絡名虛里胃陰傷則脈絡不相接）羸瘦（補胃則生肌）短氣（心清則肺降而呼吸神肺降則水生而氣納）久服輕身不老不

飢。先天與後天俱足之效。○心肺虛勞客熱。肝腎陰虛而熱久則爲勞心肺陰虛熱伏。名客熱。○咳血。脉潰則血溢脉傷則欬。○經枯。火燎則經氣竭。乳閉。亦乳血所化。○行水治腫。肺清則水道調而水之精液布于五經以成血。不入于經。則熱勝而浮火勝而腫。生津止渴。腎水上騰。痿躄。心胃熱。上蒸于肺。則肺葉焦。發爲痿軟。嘔吐。胃火上冲。肺痿。焦燎則痿。明目。金清能鑑血足能視。夏月力乏。脉者人之元氣。濕熱太蒸。則元氣升泄而脉痿頓故生脉散。爲夏時之要劑。但其性寒潤止治火亢而濕不化。若濕滯成熱。及胃卑弱者。禁用與生地同用。更非胃弱所宜 肥大者良入丸散瓦焙熟風干○或湯浸搗膏○或酒浸擂佳○地黃車前爲使○惡欵冬青箱木耳○

按經曰傷肺者脾氣不守胃氣不清經氣不爲使眞臟壞决經脉傍絕五臟漏泄不衄則嘔是言脉絕皆本傷肺氣而此獨言胃脉絕者胃爲水谷之海寔肺氣心血之化原陽亢陰涸則彼此皆能連及爲病况腎之元氣又并谷氣而歸肺元陰元陽有虧脉皆微絕更不得徒恃此以生脉也

張隱菴曰人身十二絡加任之屏翳督之長强胃之虛里脾之大絡名大包共十六絡惟麥冬根顆連絡一本有十五六枚象人之絡本經言其解結

復傷續斷皆取其中心之貫通以通達上下脉絡耳況物之凉者其心必熱熱者陰中之陽也知去熱而不知用陽何能通陰中之氣今人以麥冬心苦令人煩而去之正不窮物理之甚矣　又曰冬主閉藏門主開轉天麥二冬咸名門冬皆以其開轉冬藏之水氣上達也後人謂天冬補中有瀉麥冬瀉中有補不知何據可笑

同生地阿膠麻仁潤經血復脉治心肺虛熱及虛勞　同五味杞子生脉　同參味治肺伏火脉絕

心肺潤。血脉自通。故痿症必用。同石羔知母竹葉參治胃瘧大渴或嘔有痰加貝橘。同苓芍苡栢斛膝桑白天冬治肺痿吐膿止并渴消腫。同覆盆蒺藜五味止精滑。同苓連猪澤車斛治心腹結氣身重目黃。同黃連止渴。同沙參五味治虛勞客熱。同石羔知母粳米治胃熱狂渴。

冬葵子（葵四時皆有。惟秋葵復種。經冬至春作子者。名冬葵子。春葵不堪用。）甘寒益精淡滑潤滲利竅。通營衛經絡。能使塞者開。其葉俱有太陽而護足。又能使通者藏。本經主臟腑寒熱羸瘦。皆腎精不藏氣脉不滋之病。癃秘。竅不利。久服堅骨長肌肉。益精之功。通乳。氣脉塞。乳癰。癰腫。經絡滯。下丹石毒。通大便。消水。止渴。滑胎。治痢。行津液。皆屬久藏而發之病但發舊病。凡有風疾宿病犬傷。等食之則有卒中之虞。

根葉同功。取子炒同砂仁末酒服。治癰腫乳癰乳閉。煎水。入猪膏雞子頓服。治關格脹滿二便不通欲死。炒為末酒下。治倒生及下死胎。或牛七同煎。癰腫無頭。取二百粒水吞下。即開。同滑石末。順流水下。催生。取根濃煎。治下消尿多。

取紅色單葉陰干。最排膿血。治帶下。同白芷、枯凡、白芍末、黃蠟爲丸。米飲下。治一切內癰、敗血腥穢。臍腹冷痛。待膿血盡。以十宣散補之。　按凡葵子皆輕虛。今之冬葵子如橘核者僞也。服之反濇損脾胃。功不如蜀葵子。　蜀葵子功同冬葵。以之炒入宣毒藥中最驗。　蜀葵子大如指頭。皮薄而扁。內仁如馬兜鈴仁。最易生。故最利胎產。

蜀葵花、鹹寒。治目中溜火。赤者治血燥、赤帶。白者治氣燥、白帶。黃者治沙淋。花子并炒爲末。米飲下。血淋。同煨大黃、人參蛤粉等分。亦利二便關格。皆潤滑通竅之功也。

欵冬花　生水中。凌冬獨秀。氣溫。入肝。味辛甘。入肺胃。無毒。稟水中之生陽。達陰上通于肺。　本經主欬逆上氣。善喘。上焦之陽隨陰以降。皆賴下焦之陰從陽以升。太陽寒水之氣從毛皮外交于肺。則肺陽自化陰下降。喉痺。厥陰少陽木火之氣結于喉中所致。得金水之合。金平木。水制火。且辛能潤。溫能通。甘能緩。諸驚癇寒熱邪氣。諸者此病所致不止一端也。寒水之氣。上行外達。則陰陽合化。水火交會。而一切陽不依陰之戾氣悉除。潤肺止渴。消痰。肺痿。肺癰。咳吐膿血。音瘂。勞熱。凡咳嗽不分寒熱虛寔。皆可施用。辛中有甘。陽和以暢。是陰中含陽。陽達陰出之藥。彼以爲純陽。不可治熱。或曰獨可治熱。皆謬。但世多以枇杷蕊僞之。花未舒者良。去梗蒂。甘草水浸曬用。

杏仁爲使。得紫菀川貝良。同百合爲丸。或爲膏。薄荷湯下。治痰嗽帶血。得川貝桑白紫菀枇杷花粉百部天冬杏仁通治喘咳。加生地沙參、治陰虛勞嗽。陰火盛、加知栢芩芍骨蒸加丹骨皮、兼瀉者、大腸亦病也。兼發熱者、陰火炎也。難治。欵冬燒烟。以管吸之。治嗽良。同麻黃杏仁、桑白甘草、治風寒鬱于肺而咳

決明子　甘入、胃苦入、心洩熱。鹹入、腎走血、平入肺以平肝熱和肝氣。本

經。治青盲白膜。指熱傷血一切之目疾。血足則水能照于內。節金能鑑火亦能照。不但肝得血能視也。風眼赤淚。是風因熱生。非風寒所宜。唇口青作枕。治頭風。明目功勝于黑豆青葙。得沙苑甘菊杞地女貞槐寔穀精。或六味丸去萸淮。加歸菊柴車元參香付。最益精補肝明目。得生地甘菊荊芥川連元參連翹木通治風眼赤淚○其子形如馬蹄。杵碎煎。惡麻仁　又消五痔。治癬解熱毒。春采爲蔬妙。

葶藶　辛能散。苦能泄。寒能降。滑潤而香。耑瀉肺氣。下走大腸膀胱以逐水。凡癥瘕積聚寒熱喘滿腫脹之從水氣結聚者。悉能破之。其治肺壅痰嗽。亦水濕泛溢之疾。耳大黃之瀉從中焦。始葶藶之瀉從上焦始故承氣用大黃陷胸用葶藶大黃瀉陰分血閉此瀉陽分氣閉有甜苦二種甜者性緩雖瀉肺而不傷胃苦者性急下泄而傷胃然肺中水氣膹滿急者非此不除宜佐大棗補土以制水水去即止　子如黍米色黃合糯米微炒用　炒為末棗肉和丸桑白湯下治通身面目腫滿　同棗肉煎服治肺癰及肺水壅喘息不得卧　隔紙炒黑或絹包飯上蒸用亦可

澤瀉　凡水本於胃皆自胃上行而後下降凡味之

甘淡者皆先升而後下澤瀉鹹寒下降甘淡上升能啟水氣上滋中土而復下爲逐濕行水之捷品濕去則陽不鬱而化風陰不滯而爲寒故風寒濕三氣之痺能治腎臟風瘡可除水精滋於中土而爲汁故主乳難邪水去則眞水化液以生陽而水精四布灌溉四旁五臟循環受益於是胃得水精以化氣則消水不饑肥健心肺得水精化氣而氣力兩益肝得水精化氣而目明腎得水精化氣則濕不擾精而淋止耳聰精固脾濕去則腫脹洩痢

除且形得水精之氣而體輕色得水精之氣而面光澤一生得水精之氣而延年行在下之水使陰化陽而上行則陰器起陰汗除尿血已但過利亡陰腎虛而無濕熱者多服反致目昏○脾胃濕熱則頭重耳鳴目昏脚弱濕熱去則清氣上行而諸病息疝痛脚氣皆除血脉亦通是其功効皆以行水而使之上今人用鹽炒反制其肘矣宜酒或米泔浸蒸用○皀莢水煑爲丸治腎臟風瘡○忌鉄

車前草子　脾土爲胃行其津液者也肝司前陰之

氣化者也車前好生道旁雖牛馬踐踏不死寒而甘得土氣之動用而不靜者也且春苗而即生子五月子即老黑是稟肝木之氣化而達於水腑者也經云肝所生病遺溺閉癃升達土木以歸於膀胱水府故主癃閉止莖痛利水道除濕痺土木氣升而水氣布則輕身耐老水氣布則益精令人有子木火氣升達而不鬱則陰能強目能明赤障消所以利水之物多傷陰損目而此獨益陰明目者皆達木化以行土化不與他味之寒利滲泄等也

故謂其不走眞氣。千金方治陰冷悶疼。漸入囊內。腫滿殺人。以車前末飲服、其非寒。利可知。○男女陰有二竅。水竅得氣化乃出。精竅得火動乃泄。車前達木火上行以通氣化。濕熱自行。不致鼓動眞火。故精氣固。凡瀉利暴下。尿秘而痛。爲末米飲下。又治目疾。水輪不清。取其分淸濁以降火而不傷腎也。但陽虛下陷。腎氣虛脫勿用。

其葉、主金瘡。凉血。止吐衄。消瘕瘀。下血。通淋。治尿赤。止煩。明目。下氣殺虫。搗汁冷服。治火盛泄精甚

效但陽虛精滑者忌之

瞿麥　用其蕋殻此穗結於五月色黑午月應心又苦寒乃水合於火而主心與小腸血熱結澁而水不行蓋小腸爲心行其血化即行其水化血熱而寒水之化不行則血結而水亦結唯其苦寒泄熱開結故主關格諸癃諸淋破血墮胎决癰腫明目去翳爲小腸濕熱尿秘之主藥心雖熱而小腸虛者勿用產後尿秘及脾虛水腫禁用　鮮者搗塗能出竹木刺　產後淋當去血瞿麥蒲黃又爲要

藥

扁蓄　苦平。利水散濕熱。治黃疸。霍亂。熱淋。虫疥。疽痔。蚘咬。腹痛。陰蝕。皆濕熱之病。　葉細如竹。促節有粉。三月開細紅花。

地膚子　甘寒。清利膀胱邪熱。補膀胱陰血。熱去。則小便利。中焦之陰氣自受益。而耳目聰明矣。故有陰火而小便不禁。尿數成淋。疝。客熱丹毒。并治爲末酒服。治白帶。同白斂爲丸。治白濁。　葉搗汁治老人熱淋。煮湯浴。去皮膚風熱丹腫。洗眼去雀盲

澁痛○　苗葉燒灰煎霜○制砒石水銀硫黃雄黃毒
葉如蒿○莖赤○子類蠶砂○一名黃蒿○一名落帚

海金砂　生於葉上○色黃赤○甘而寒○能散脾土之濕○
○火以歸於小腸膀胱之水府○故治三經血分伏熱○
而爲五淋莖痛腫滿之病○　得梔子牙硝蓬砂治
傷寒○熱狂○大熱利水○是釜底抽薪法○　市肆多以
沙土雜之○須淘淨○取浮者撚之○不沾指者眞○　性
無補益○眞陰眞陽虛者禁用○

連翹　體輕浮易落○故散三焦胆經○結熱○味苦故瀉

心經客熱。（治氣聚而致血結。）氣平。（得秋金涼氣。瀉胃濕熱。）主寒熱。（三焦胆經爲陰陽開合之樞。熱結則陰陽不和。）鼠瘻瘰癧。（胆經在頸腋。）癰腫惡瘡。（諸痛痒瘡。皆屬心火。）癭瘤結核。（熱結于脉。）蠱毒。（熱結在臟。）爲十二經瘡家聖藥。（皆清熱散鬱下氣燥濕之功。但苦寒止治熱腫。潰後膿清色淡。胃弱均忌。）止痛。排膿。通五淋。經閉及熱閉耳聾。（胆病）

根名連軺。苦寒。下熱氣。益陰精。明目。治濕熱在裏發黃。（麻黃連軺赤小豆用之。如無根。以翹心代之。心寔主寒降也。黑而閉口者良。去蒂根研。同柴胡治胆鬱熱口苦。痔瘡腫痛。連喬煎洗。次以飛綠凡入射搽之。）

百合　甘平微苦。能清心養肺。和胃以生氣。而兼利氣。（火不刑金則不致食氣。）主邪氣。腹脹。心痛。寒熱。（心肺和合乃能行陽而爲氣。經曰毛脈合精行氣于府。府精神明留于四臟。若毛脈不合。邪熱相乇亂于胸中。而生諸病。或則志氣不相爲用。而百脈俱病。坐卧不安。欲食不食。如有神靈。小便不利。病名百合是也。）遍身痛。二便不利。浮腫。（皆邪熱壅閉正氣故。）補中。（陰者中之守。熱去則胃陰生。）益氣。（毛脈合則氣行。行即生。）止咳嗽。療脚氣。産後血病。肺痿。肺癰。乳癰。乳難。喉痺。臚脹。痞滿。（皆熱壅病。）安神。（即府精神明之義。）中寒勿服。（同菉豆敷痘後遺毒。能移能消。）

白蒺藜（即刺蒺藜）。。。苦泄心。溫宣肝。辛潤肺。透肺陰。生血以養肝。而息風。（肺孕水而合于心火。則陰化而生血。肝得血養。風自息。與辛散不同。）

主惡血。破癥結積聚痔瘺陰㿉喉痺乳難水氣腫滿。痰飲胸痞。化陰透陽則陰不滯而熱不壅摟腎藏風秘。腎與膀胱冷。陽結于上陰益虛于下先透陰以達陽則陽隨陰降以歸腎乃可接補眞陰眞陽凡上寔是下虛者當知此義先治其標不可亂投苦寒下氣。血下氣亦下明目。肝血足則風邪不害空竅赤白濁古方補腎治風皆用刺蒺以其化上焦之陰以歸腎也後世乃用沙苑補腎

同首烏豨薟胡麻生地川瓜荆穗天冬黃栢。治遍身風癢。同牙皂莢去皮炙末鹽茶下治大便風秘。同歸末米飲下治經閉單爲末酒服治積聚湯服一月白癜轉紅效　催生墮胎　炒去

刺酒蒸用。爲末調服。少入湯劑。

沙苑蒺藜子　氣腥屬金而溫。味甘。炒之卽香。能導肺氣歸脾。下行直入于腎。形又象腎。白蒺宣上而達下。爲風藏血劑。治上功多。此則直入于下。爲腎藏氣劑。補下功耑。補腎治腰痛泄精虛損勞乏。肺痿腎冷。尿多遺溺。明目長肌肉。亦治肝腎風毒攻注。上攻則目赤痒痛。羞明多淚。耳聾。下注則腳膝生瘡及遍身風痒。愚疑此方。仍用白蒺爲是。一味爲丸。酒服。治腰脊引痛。以馬乳浸蒸。同蛤粉炒。魚鰾補精。忌魚牛肉。單服作茶。明目、酒炒或蒸。產潼關。色微黑者良。其根燒灰用傳牙齒動搖。

燈心草　輕虛甘淡而寒。清心火。降肺氣。以利水。主淋癃。利陰竅。肺氣降。則肝氣和喉痺。火氣下故燒灰吹之衄血爲末同丹砂服止小兒夜啼。塗乳飼之陰疳。同輕粉麝搽。同粱上倒挂塵青魚胆白凡銅青。點咽喉乳蛾妙。同硼砂治喉風痺。入丸散以米粉漿晒研入水。澄之浮者是也。或扎一把鹵水浸透。入雞旦殼或礶內塞寔煆灰用。成把擦癬。虫從草出。

鶴虱　苦平有小毒。降心肺。調逆氣。治痰凝氣滯殺虫蚘攻心痛面白唇紅時發時止者爲虫痛肥肉汁調末服其葉名天名精又名皺面草又名活鹿草蝦蟇藍辛甘寒根名杜牛七俱除熱結瘀血吐痰止瘧殺虫消腫解毒止牙痛治蛇咬猪瘟喉痺急慢驚入酒擣汁灌沙淋血淋

王不留行即剪金花一名禁宮花一名金盞銀臺甘苦平散滯氣活血以平肝治風毒通血脉乃陽明衝任之藥通淋利竅通小便皆肝病治風痺經不調難產下乳同山甲或加龍骨瞿麥麥冬酒調下乳長流止痛止血治金瘡止血惡瘡苦泄辛散

乳巖。乳癰。同乳沒山豆根花粉青皮疔腫。同蟾酥爲丸酒下出竹木刺、
孕婦忌之。取苗子蒸漿水浸用。洗痔疔。理跌打
旱蓮草卽金陵草又名鱧腸甘酸平。汁黑。補腎血。烏鬚。胆血上榮
黑髮腎血上榮治血痢。溺血。血本于陰成于陽。血足則上交于陽。故補血又能止
血。吐血、血成盆。取汁同京墨童便熬膏藕節湯下酒頂、蛇傷跌打酒
瘀、殺瘀止癢、乾水、消小腸氣、取汁敷酒服。勞淋。傅瘡止
血排膿。血足則壅熱化。固齒。通小腸。腎主骨齒二便。灸瘡血出敷之
但性涼不益脾胃宜和姜汁蜜熬膏用絞汁熬更佳　晒半
干。用青塩醃晒。以塩汁盡爲度。焙爲末。每一兩。加
髮灰五錢碎補三錢擦牙固齒又黑髮　同車前

治溺血。單焙爲末。米飲下。治腸風藏毒下血。取汁熱酒下。治內痔。敷外痔痛。

蒲公英即黄花地丁 甘而微苦。平而微寒。補肝腎心胃之血。以合于衝任。化熱毒。消惡腫。結核。疔腫。乳癰。同銀花服。乳巖。同夏枯川貝連喬白芷花粉橘葉甘草頭垢兩頭尖山豆根山茨菇兼治一切瘡。屬肝。乳擦牙、烏鬚髮。壯筋骨。陰乾用鹽香付末淹焙爲末擦之吐咽任便皆通腎之功爲腎經所必用。不以前証主治盡也。甘寒解毒苦瀉滯氣猶淺視之矣。疝氣聖藥

落得打根 甘平。治跌打損傷。及金瘡出血。煎服并敷。不作膿。苗高尺許。葉如薄荷。根似玉竹而無節。搗爛則黏。

冬虫夏草　甘平。保肺。益腎。止血化痰。已勞嗽。産雲貴。冬在土中。活如老蚕。有毛能動。夏則毛出土上。連身亦化爲草。若不取。至冬復化爲虫。

雪裡青　即過冬青　苦寒。瀉熱。治咽喉急閉。取汁灌立效。生田塍間。如天名精而小。葉布地生。無枝梗。四時不凋。雪天開小白花。

萬年青　葉似蘭。甘平而腥。散瘀。止熱嗽。并勞傷吐血。同猪肉煎。其根能止血生血。又一種甘苦而寒。清火。開氣。治咽喉急閉。取汁和醋少許灌之。吐痰立愈。子可催生。

雀梅葉（即爵梅）酸寒。治乳癰便毒甚效。如薔薇葉。生細梅如小豆大。

金星草（即鳳尾草　七星草）苦大冷。瀉熱解毒。常理初起陽毒惡瘡。沿頸瘰癧。治丹石毒發于背及一切癰腫。以根葉二錢半。煎酒服。或爲末酒吞。不飲酒則新汲水調下。取下黑汁爲度。或煎洗。或搗敷。并建奇效。若憂鬱氣血凝滯而發毒。非金石發毒勿服。陽毒服後下利。須調補乃平復。根搗眞麻油塗頭。大生毛髮。

老鼠簕即老鼠怕猫兒刺 甘淡微苦寒。取根皮浸酒補肝腎。壯腰脚。煎服治白濁。理夾陰傷寒入裡。同榕樹吊鬚露兜勒根觀音柳米一杯炒淬水飽飲。白濁煲肉食 窄腮熱癧。洗疳瘡。葉名八角茶。生津止渴。祛風。枝葉燒灰淋汁。或煎膏。塗白癜風。此樹産江浙者佳。木如女貞。肌理甚白。如狗之骨。故又名狗骨。詩曰南山有枸是也。葉長二三寸。有五刺。四時不凋。五月開小白花。結寔如女貞。九月熟。色緋紅。

土人參即金雞爪。粉沙參。 甘平微寒。蒸極透則寒去 氣香味淡。伸肺經治節使清肅下行養血生津消熱解毒姜汁炒則補氣生肌托散瘡瘍凡咳嗽喘逆痰壅火升久瘧淋瀝難產經閉瀉痢由于肺熱反胃噎膈由于燥濇一切有升無降之症每見奇效 產江浙一直下生入土最深性下行滑竅脾虛下陷滑精夢洩及孕婦均忌 紅黨即將此參去皮淨煮極熟陰干而成味淡無用

九里明 苦平微寒無毒消一切熱毒胎毒瘡毒黃膿白泡擣汁和猪胆汁搽生肌去腐治疳疔痔爲瘍醫之

綱領。一名金花草。

假苦瓜即假蒲達　葉藤悉似苦瓜。甘苦寒。涼血消瘡。去黃疸理蛇傷最妙。

水楊梅　生田塍水邊。葉對生。似布渣。一莖直上。苦濇。不入服食。洗瘋癩。外痔。敷脚趾濕爛。治水積沙屎虫虫食傷。敷之。其蕋、止牙痛立效。煎水含。若連腮腫。爲末調搽。其寄生。煎服或浸酒。治酒痰風腫脚痛。

鹿耳翎　花如星。葉香。梗起。領甘辛平。解毒生肌消

腫拔毒去結毒理蛇傷爛敷瘡妙品

鴨仔花（即逼栢樹）苦甘平崗治乳癰功勝于蒲公英同黃糖酒糟搗敷

神仙掌（即霸王）寒滑消諸瘡初起敷之洗痔妙其花止吐血（煎肉食）

百毒散（即貼地淵荽）甘辛平消惡毒陽毒瘡理跌閃刀傷

老虎耳 一名金線吊芙蓉治耳內癰及耳痛并敷諸瘡

鉄樹葉　淡微寒。散瘀止血。活筋骨中血。治下血吐血。煎肉食。跌打腫痛。同原酒糟敷之。加葱頭醋敷之、救一切毒風。酒風

白勒薳　梗苦辛微寒。治爛脚。瘋疥。洗之消瘡。同蟛蜞菊敷。根名五加皮。止熱咳。

白顛茄　苦温。取蘿煎肉食。治痰火内傷。黃者性味同。其蘿治跌打已死。煎酒灌　其子止酒風脚痛。切片焙熱貼脚眼。或同胡椒末飛面搗敷。而不能斷根。去風痛　花名小鬧楊。乃迷魂之藥

犁頭草　止血。消惡毒瘡。去腐生新。治魚口便毒。搗同醋煮熱敷。冷即易之。

鹿啼草　即自蔥草。去眼中熱點熱膜。

路邊茶　苦平。拔毒。吸膿。散腫。理蛇傷爛。洗之。

磨擋草　甘辛平。無毒。散風。治血熱耳鳴耳聾。同雞或肉食

磨盤葉　其花如半截磨。甘濇微溫。健脾止瀉。同米擂煮黃糖食　治耳聾。煎肉多食。

蟛蜞菊　甘淡微寒。清熱。消瘡。穿腫。吸膿。治痔瘻。

根能脫牙散血治苦傷　一名馬蘭草

大沙葉　苦辛平治飛沙癥疥癩并牛生沙其沙或從口入牛口內有紅塊豆粒不食草如沙從糞門入牛仍食草尾有焦塊同車前草擂米汁喂之

田基沙即田細沙　淡平去眼中血膜紅筋跌打瘀腫止痛治飛沙煎水洗

紫背砂　葉似猪姆蔥梗葉紅耑治血沙遍身血點瘙癢非常煎洗并治血熱毒血班　白沙葉同白欖煎洗功亦同

蛇泡竻（即黑龍骨藤）酸濇平。主牙痛。吐血。殺虫。洗疥癩。汗斑。疳瘡。藤止刀傷血。開蛇傷之口。藤九蒸九晒。浸酒壯筋骨。治瘰癧妙。根存性。開油搽坐板瘡。又一種大葉蛇泡（一名虎掌竻，又名山象皮）濇平。消瘰癧。紅腫。其藤晒研。治蛇傷。刀傷。根洗蛇泡瘡。

辣蓼草 苦濇平。洗濕熱。癍癩。擦癬。辟蚤。休其汁能毒蚯蚓。殺虫之功也。故作神曲用之。

假蒟葉（俗名蛤蒟） 苦辛溫。祛風。治產後風（酒食，炒雞煮）。產後脚腫。同祟魚（煲醋）。病後風寒（煎水洗脚）。解新膏藥火毒。熨貼

致起浮粒腐爛流水。同柹菰葉匄屎豆葉搗敷　根治牙痛洗
痔瘡爛脚

大風艾即牛耳艾　苦。溫。活血祛風。消腫。治跌打。理酒風
脚。敷之蛇傷口不合。同鹿耳翎敷。

老公跟即崩口碗葵蓬菜　甘淡辛寒。除熱毒。治白濁。浸疳
瘡。理小腸氣。滚水罨過姜醋拌食

老鴉草　花如雀仔。淡苦辛微溫。祛風消腫。治風痰。
壯筋活絡。

苦地胆即天芥菜　苦辛平。凉血。消毒。散瘡。理蛇鼠傷。去

痰。根解暑熱。同扁豆片糖煎。治牙痛。煎含

鬼燈籠 即虎燈籠 苦甘平。消熱止痛。治大瘡。洗瘡疥脚爛。有紅白二種。取根用。紅者破瘀涼血。白者活血生血。消腫痛。理跌打。同鹹酸蕹煎酒飲。或取蕹浸酒良。

白飯葉 殺瘡。治黃膿白泡。敷瘡。拔膿。洗爛頭瘡。又治鐵銹。

塘邊藕 甘辛寒。治淋濁。利水。消熱毒。化腐肉。出腐骨。同面豉陳白梅敷。

田基黃　生田邊濕處。花黃。苦甘平。入脾。消腫脹。蠱毒。去疳腫。敷腫毒大瘡。

豬仔笠 即山葛　甘平無毒。潤肺滋腎。止咳化痰。理新痰火。同豬肉 同童便。姜汁。黃酒。入鹽水。九蒸九晒。益壽延年。

紫背菜 即東風菜。應入菜部　甘淡平。調氣。消黃。治紅痢。敷瘡止痛散毒。根消熱毒。理痰火。同豬肉食　葉能裝傷敷之。即黑。亦消熱毒。

佛桑花　甘寒。有紅白二種。白者治白痢白濁。紅者治紅痢赤濁。飯上多蒸多晒。浸酒。悅顏益壽。

金錢艾（即透骨消）辛濇微溫。祛風濕。止骨痛。浸酒舒筋活絡。止跌打閃傷。（取汁調酒更效。）

鷹不泊　辛溫。理痰火、酒痰。開喉咽腫痛。浸酒祛風理跌打。其蔃同米粉食。治黃疸。

駁骨丹　辛平。治風邪。理跌折。續筋骨。

白薯莨　苦寒。消熱。解毒。消腫。治癰疽惡毒大瘡。（或敷或煎膏藥妙。）洗疳瘡。

鹹酸蕹　甘辛平。消腫散毒。理跌打。止痛。浸酒壯筋骨洗小兒爛頭。

三七葉　甘辛平。消瘀。散血。止血。治跌打閃傷。敷熱瘡。理痰火。

班鳩酸（即酸味草）　酸濇寒。散瘀。止痛。除熱毒。消腫。殺蟲。乾水。止癢。理跌折。搗汁調酒。

怕羞草　以手掃之則合。喝之亦合。如畏羞然。甘寒。止痛。消腫。敷瘡妙。

火秧竻寄生　甘辛濇。微溫。治風濕。壯筋。續骨。止咳嗽。化痰。理內傷。痰火。跌折。明目。　浸酒佳　其火秧茄香。行氣止痛。辟疫。而無耗氣燎氣之患。

龍船花（即映山紅）淡辛平。暖瘡膿。去風止痛。理痰火內傷。又名五月開花。

雞冠花 腥淡而平。花有紅白。分主紅白痢。白者洗痔。（同冬瓜皮）浸酒。益顏。紅者止痔血崩血。合用止赤白帶。

紫背天葵 甘淡平。主內傷痰火。消瘰癧。（煎豬肉食）惡瘡浸酒佳。 白背者亦消火癧熱毒。

紫背石葵（即去痰草）甘淡平。消痰。（熟雞食。）治風痰。風癱骨痛。跌打閃折。蛇傷。敷諸瘡。

白菊花葉　辛甘平。清肺平肝胆。治五疔。痈疔毒。同黄白花甚草用酒煎服。渣敷患處。癰疽惡瘡。根敷馬嘴疔。同黄糖

火秧簕　濇溫　葉解毒。洗骨痛。貼無名腫毒。沸熱其汁膠治大小便閉。調白蜜服。二便通。即食精肉湯以解其毒。否則削腸腐骨。其蕊治虛蠱。煎雞蛋包好用八角茶送吞。

鵝不食　即葫荽　淡辛腥寒。端午取陰乾。治風火赤眼。同川連嗜鼻。諸目疾。及痘後眼膜。理跌打折骨。止痛消腫。又見水石草部

荔芰草 即水羊耳艾 葉如息香子如小豆大形如荔芰。洗內外痔如神。治折傷。散瘀血。

臭草 苦辛寒。消無名腫毒大瘡。理蛇傷。

露兜簕 即龍船簕俗名朗古 甘平微寒。取心用。凉血止血。生肌。散熱毒。痳疹斑丹。惡瘡最驗。殺爛脚生虫。同白豆數虫即出 其蕊治夾陰傷寒。日久舌底已黑。其茵止熱痢。

雞爪蘭 敷瘡消毒。擦飛癬妙。

狗牙花 治小兒邪病暗帶之即愈。

玉綉毬 苦温 散腫。消癰疽瘰癧諸瘡。破血消濕 用花瓣

紫花地丁 甘淡而寒。涼血。消腫毒。治血熱。筋瘰。鬱瘡妙。

番薯葉 醋蒸。貼爛囊癰。并爛脚。瘀毒。

半邊蓮 甘平淡。消腫散毒。治惡瘡蛇傷。諺云識得半邊蓮。不怕共蛇眠。白花者良。

還魂草 即打不死又名萬年松 淡腥微寒。活血理跌打杖傷。取汁酒服 調敷瘡腫。消火癧。

串消客 即十字珍珠草 消瘡毒。岗治小兒頭瘡成堆。煎水

洗。或爲末，開油搽。并理癲婆疢。（天泡瘡也）

番檸檬（無子）　味香。與檸檬同。敷瘡散毒。理跌打。

人字草　甘辛平。治打跌撲腫。擂酒服，并敷。解毒。消鴉片積。

錦地羅　生于濕地。花有紅白，分治紅白痢。解積毒。（俱同猪肉煮。理疳積。作茶飲。淡濇寒。）

燈心草　輕虛。甘淡而寒。無毒。瀉肺。利水。燒灰涼心。止血去熱邪。止刀傷。治急喉痺。吹之。塗乳上飼小兒。止夜啼。入輕粉、射香，治陰疳。　用梗米飲漿晒干。

此藥俗名接骨仙桃

獨腳行千里 另一種非白濁

磨之則成粉。入竹筒內築寔燒之。始成灰。乃可入丸散。又見上四十頁

英桃草　葉似蟛蜞菊。蔓生稻田中。四月開花結子。大如豆。形似桃。內有小虫。連莖葉根子晒干研末。磁器收藏。酒調服。活血散瘀。能使筋骨自爲接湊。乃跌打接骨之聖藥。冷水調亦可。

獨行千里　即七星劍。香辛溫。治癲狗毒蛇惡物咬傷。雖死。尚有氣。取汁灌之即生。蛇瘡陰疽大瘡。服兼敷。理跌打。葉似桃柳而碎細。花如珍珠。根枝花葉俱對門生。

老虎鬚　俗名七星劍而葉不對門苦溫止咳化痰敷瘡毒理跌打散血

苦燈茶　苦甘寒清肺脾消食化痰止痢渴除煩清頭目利二便去油膩

稻草　辛溫走經絡利腸寬中益氣　其屋上陳者辛苦平強陽益陰補中益氣

陳草鞋　辛溫無毒得人足力之氣與地氣故大補元氣潤肺養陰

蒸籠繩　甘淡溫無毒得水火久蒸之氣大補元氣

興陽助陰。治虛勞失血。滋水調經。

青黛　乃外國藍靛之浮沫。鹹寒。瀉肝胆。散五藏鬱火。解中下焦蘊蓄風熱。解藥毒。諸熱驚癇。發熱天行頭痛寒熱。溫毒發斑。產後熱痢。下重疳積。下血。敷癰腫金瘡蛇犬毒。與藍同類而止血拔毒殺虫之功更勝。故治噎膈。取其化虫之力也。　和溺白垢冰片吹口疳妙。　同馬齒莧塗遍身濕瘡痒痛出黃汁。二便澀者。兼服八正散。此中下風熱蘊毒。不禁酒菓魚蝦發風之物。必發內痔。　同杏仁牡

蠣黃蠟入柹餅中煨食治肺熱咯血 陰虛內熱非由血分寔熱者忌之 內多石灰須淘淨水飛用

大青 即大藍苗高如蓼八月開小紅花成簇寔大如椒色赤苦寒入肝清解溫熱諸邪治蠱疰螫毒陽毒發斑咽痛天行熱狂疔腫風疹溫疫寒熱毒痢黃疸喉痺楊梅惡瘡丹毒疳熱之要藥瀉肝胆寔火正解心胃寔熱葉莖子主治皆同 爲末酒調服治小兒卒然肚皮青黑乃血氣失養風寒內

入惡候。小青卽今之製靛者。搗敷腫癰。治血痢。腹痛。殺百藥毒。解狼毒。射罔發斑砒石毒。取汁治腹中鼈瘕。及應聲虫。其子同貝母敷人面瘡。皆苦寒散結熱毒也。靛沫及染缸水。主治亦同。而殺虫更效。故治膈噎。以其經石灰所製也。